Herbert Frisch · Jacques Roex

Einführung in die Technik der Manuellen Therapie

Grundlagen und Übungsanleitung

345 Einzeldarstellungen

 Ferdinand Enke Verlag Stuttgart 1997

Dr. med. Herbert Frisch
Facharzt für Orthopädie und Innere Medizin
Langjähriger Vorsitzender des Ärzteseminars Hamm (FAC)
der Deutschen Gesellschaft für Manuelle Medizin (DGMM)
Rheinstraße 30, D-41226 Duisburg

Dr. med. Jacques Roex
Facharzt für Orthopädie
Langjähriger Lehrer bei der DGMM (FAC) und bei der
Belgischen Gesellschaft für Manuelle Medizin (BVMG)
Ehemaliger Vorsitzender der BVMG
Reinpadstraat 11, B-3600 Genk

Die Deutsche Bibliothek – CIP-Einheitsaufnahme

Frisch, Herbert:
Einführung in die Technik der manuellen Therapie / Herbert Frisch ;
Jacques Roex. – Stuttgart : Enke, 1997
    ISBN 3-432-27911-6

Wichtiger Hinweis:

Wie jede Wissenschaft ist die Medizin ständigen Entwicklungen unterworfen. Forschung und klinische Erfahrung erweitern unsere Erkenntnisse, insbesondere was Behandlung und medikamentöse Therapie anbelangt. Soweit in diesem Werk eine Dosierung oder eine Applikation erwähnt wird, darf der Leser zwar darauf vertrauen, daß Autoren, Herausgeber und Verlag große Sorgfalt darauf verwandt haben, daß diese Angabe dem **Wissensstand bei Fertigstellung des Werkes** entspricht. Für den Inhalt der einzelnen Artikel sind die jeweiligen Autoren verantwortlich.

Für Angaben über Dosierungsanweisungen und Applikationsformen kann vom Verlag jedoch keine Gewähr übernommen werden. **Jeder Benutzer ist angehalten,** durch sorgfältige Prüfung der Beipackzettel der verwendeten Präparate und gegebenenfalls durch Konsultation eines Spezialisten festzustellen, ob die dort gegebene Empfehlung für Dosierungen oder die Beachtung von Kontraindikationen gegenüber der Angabe in diesem Buch abweicht. Eine solche Prüfung ist besonders wichtig bei selten verwendeten Präparaten oder solchen, die neu auf den Markt gebracht worden sind. **Jede Dosierung oder Applikation erfolgt auf eigene Gefahr des Benutzers.** Autoren und Verlag appellieren an jeden Benutzer, ihm etwa auffallende Ungenauigkeiten dem Verlag mitzuteilen.

Geschützte Warennamen (Warenzeichen®) werden **nicht immer** besonders kenntlich gemacht. Aus dem Fehlen eines solchen Hinweises kann also nicht geschlossen werden, daß es sich um einen freien Warennamen handelt.

© 1997 Ferdinand Enke Verlag, P.O. Box 30 03 66, D-70443 Stuttgart – Printed in Germany

Zeichnungen: J. + K. Hormann, D-70197 Stuttgart
Satz: Photocomposition Jung, F-67420 Diespach/Plaine, Schrift: 3.60/4.10 mm Times, TypoScript
Druck: C. Maurer, D-73312 Geislingen/Steige   5 4 3 2 1

Vorwort

Seitdem die manuelle Medizin in den letzten Jahrzehnten mehr und mehr Eingang in die Untersuchung und Behandlung des Bewegungsapparates gefunden hat, ist eine Reihe von Lehrbüchern und Monographien erschienen, die das Gebiet der manuellen Therapie sehr ausführlich, aber zum Teil auch divergent darstellen. Es erschien daher erforderlich, für den ersten Kontakt mit dieser Therapieform eine Einführung vorzulegen, die sich in übersichtlicher Form mit den manualtherapeutischen Grundlagen und Grundtechniken befaßt.

Aufgrund dieser Überlegungen wurden bewußt nur folgende Gebiete dargestellt:

- die **Nomenklatur der manuellen Medizin** (Begriffe und Definitionen)
- **Palpation der Gelenke**
  Die Palpation der Gelenke dient einmal der Feststellung von Formänderungen und Schmerzhaftigkeit. Vor allem ist sie aber die Voraussetzung für die genaue Ortung des Gelenkspalts und der ihn begrenzenden Gelenkpartner. Ohne diese topographische Untersuchung ist ein exakter Griff der beiden Gelenkpartner zur Prüfung der translatorischen Gelenkbeweglichkeit nicht möglich.
- **Translatorische Bewegungstests (Joint play)**
  Die translatorische Beweglichkeit wird in 2 Richtungen geprüft, durch Abheben der Gelenkflächen voneinander und durch parallele Gleitbewegungen entlang der Bewegungsachsen (Siehe Gelenkmechanik S. 15). Im Sinn einer Beschränkung auf aussagefähige manuelle Grundtechniken wurden vor allem solche Tests beschrieben, die leicht erlernbar sind und **auch als therapeutische Handgriffe** verwendet werden können.

Auf die Darstellung anderer Untersuchungstests und die Behandlung der Muskelverkürzungen wurde bis auf einige Beispiele verzichtet, da diese auch im Rahmen der Muskelphysiologie und der Krankengymnastik behandelt werden.

Tabellarisch wurde bei jedem Gelenk- und Wirbelsäulenabschnitt ein vollständiges Untersuchungsprogramm aufgelistet und darin die in diesem Buch dargestellten spezifischen Untersuchungstests jeweils hervorgehoben.

Die funktionelle Anatomie und die Biomechanik der Gelenke müssen durch den praktischen Unterricht und die entsprechenden Fachbücher ergänzt werden.

Statt einer Beschreibung der technischen Ausführung der Handgriffe wurden die Abbildungen mit Funktionssymbolen versehen, mit denen der Ablauf von Test- oder Therapiebewegungen klar zu erkennen ist (s.S. 36).

Die vorgelegte technische Anleitung will nur Grundbegriffe und mit einer Auswahl leicht erlernbarer Basistechniken die erforderlichen Fingerfertigkeiten für die manuelle Therapie vermitteln. Sie tritt damit nicht in Konkurrenz zu den etablierten Lehrbüchern (die als weiterführende Literatur am Schluß des Buches genannt sind) und zu den individuellen Skripten der entsprechenden Weiterbildungsseminare. Es soll vielmehr eine Basis vermittelt werden, auf der die Weiterbildung aufgebaut werden kann (eine Liste der etablierten Seminare findet sich ebenfalls am Schluß des Buches).

In diesem Sinn ist diese Anleitung als gemeinsame Plattform für die zur Zeit immer weiter divergierenden Weiterbildungsveranstaltungen in manueller Therapie gedacht.

Den Lehrkräften, die diese Anleitung benutzen, sind wir für Anregungen und Verbesserungsvorschläge dankbar.

Verlag und Autoren hoffen damit und durch den niedrigen Preis des Buches einen Beitrag zur weiteren Verbreitung und Weiterentwicklung der Manuellen Therapie geleistet zu haben.

In diesem Zusammenhang möchten wir auch dem Springer Verlag, Heidelberg, insbesondere Herrn *V. Oehm*, danken für die großzügige Überlassung einer Reihe von Abbildungen aus der „Programmierten Untersuchung des Bewegungsapparates von *H. Frisch*.

Einen besonderen Dank möchten wir auch Herrn Dr. *F. Kraemer* vom Ferdinand Enke Verlag sagen, dessen Engagement und kritischer Mitarbeit bei der Gestaltung des Projektes es zu verdanken ist, daß trotz mancher Schwierigkeiten bei der Produktion das Buch im vorgegebenen Rahmen mit einer hervorragenden Ausstattung erscheinen konnte.

Duisburg/Genk, im Sommer 1997   *H. Frisch, J. Roex*

Inhalt

1 Grundbegriffe

Die Definitionen sind mit einigen Änderungen und Ergänzungen entnommen aus: „Grundbegriffe der Manuellen Medizin", formuliert von der Arbeitsgruppe Konsensus des Projektes „Manuelle Medizin" der Bertelsmann-Stiftung, erschienen 1992 im Springer Verlag, Heidelberg.

1.1 Allgemeine Begriffe zur Beweglichkeit

1. Normmobilität

Normale physiologische Mobilität gemäß der Konstitution, dem Geschlecht und dem Alter.

2. Hypomobilität

Eingeschränkte Beweglichkeit durch strukturelle und/oder funktionelle Veränderungen an den Gelenken oder im Weichteilmantel.

3. Hypermobilität

Vermehrte Beweglichkeit durch angeborene, konstitutionelle, erworbene strukturelle oder funktionelle Abweichungen an den Gelenken oder im Weichteilmantel. Sie kann lokal, regional oder generalisiert sein.

4. Gelenkinstabilität

- **mechanisch:** pathologisch vermehrtes Gelenkspiel durch Insuffizienz des Bewegungsleitsystems (Gelenkkapsel, Bänder und Muskulatur)
- **funktionell:** Koordinationsstörungen, durch die bei Bewegungen infolge Insuffizienz des Steuerungssystems eine pathologische Verlagerung der Bewegungsachse entsteht.

5. Bewegungssegment

Die kleinste funktionelle Einheit der Wirbelsäule (*Junghanns* 1954). Es besteht aus dem beweglichen System (Bandscheibe und Wirbelbogengelenk) und dem haltenden System (Bandapparat und Muskulatur).

1.2 Gelenkstellungen

1. Nullstellung

Ausgangsstellung für die Messung des Bewegungsausmaßes im Gelenk nach der Neutral-Null-Methode (s. 4.3).

2. Ruhestellung

Mittelstellung in der physiologischen oder pathologisch veränderten (aktuelle Ruhestellung) Bewegungsbahn eines Gelenks mit größtmöglicher Entspannung des Weichteilmantels bei minimaler Rezeptorenaktivität und größtem Gelenkinhalt. In der Ruhestellung besteht die größte translatorische Beweglichkeit mit der geringsten Nozizeptorenaktivität.

3. Behandlungsstellung

Ausgangsstellung für die manuelle Gelenkbehandlung (noch mögliche Endstellung bei einer eingeschränkten Bewegung).

4. Verriegelte Stellung

Die Stellung eines Gelenks, in der durch möglichst großen Gelenkflächenkontakt und/oder Spannung des Weichteilmantels die **Beweglichkeit des Gelenks** in der Behandlungsrichtung **maximal eingeschränkt** ist. Damit werden unerwünschte Mitbewegungen bei der Behandlung anderer Gelenke verhindert.

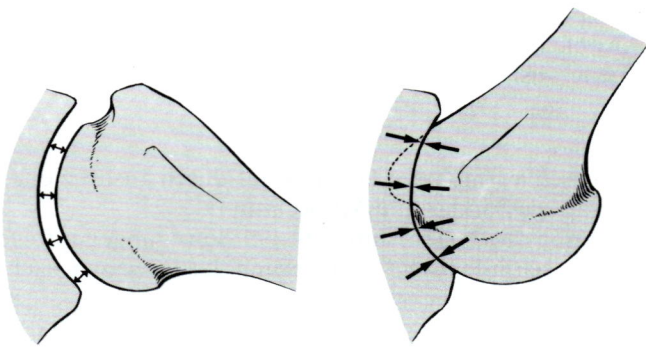

Ruhestellung   Verriegelte Stellung

Abb. 1.1 Abstand und Haftung bei Ruhestellung und verriegelter Stellung (aus: *Frisch, H.:* Programmierte Untersuchung des Bewegungsapparates. 6. Aufl. Springer, Berlin-Heidelberg 1995)

5. Verriegelung

Gelenkeinstellungen, die zur verriegelten Stellung führen, um unerwünschte Mitbewegungen in nicht zu behandelnden Gelenken zu verhindern.

1.3 Spezifische Begriffe zur Beweglichkeit

1. Gelenkspiel („joint play")

Durch Palpation überprüfbare Beweglichkeit des Gelenks im Sinne
- der **Traktion** (senkrechtes Abheben der Gelenkflächen voneinander),
- des **translatorischen Gleitens** (Parallelverschieben eines Gelenkpartners gegenüber dem fixierten anderen Gelenkpartner entlang einer der möglichen Bewegungsachsen)
- und der **Beurteilung der Endbeweglichkeit** (Einschränkung oder palpable Veränderung der endgradigen Beweglichkeit vor dem Bewegungsstop durch die Gelenkkapsel).

2. Translatorische Bewegungen

Zusammenfassende Bezeichnung für Traktion und translatorisches Gleiten. Translatorische Bewegungen verlaufen entlang einer der Gelenkachsen; sie sind eine **Teilkomponente der normalen aktiven und passiven Gelenkbewegungen (Funktionsbewegungen)** und können nicht selektiv aktiv ausgeführt werden. Zur vollständigen Erfassung des translatorischen Bewegungsraums beim translatorischen Bewegungstest ist die Fixation eines der beiden Gelenkpartner erforderlich.

3. Funktionsbewegungen

Anguläre Bewegungen zweier knöcherner Gelenkpartner. Die Durchführung von Funktionsbewegungen setzt die Gleitfähigkeit der Gelenkflächen, ein freies Gelenkspiel, die Dehnbarkeit der Kapsel und der Ligamente und die Koordination der Muskelspannung voraus.

4. Konvergenz-Divergenz-Bewegung (im Wirbelbogengelenk)

- Konvergenz: zunehmender Gelenkflächenkontakt durch Übereinandergleiten der Gelenkflächen.
- Divergenz: Verminderung des Gelenkflächenkontakts durch Auseinandergleiten der Gelenkflächen.

5. Gekoppelte Bewegungen („coupled pattern")

In den Bewegungssegmenten der Wirbelsäule sind jeweils die Seitneigung und die axiale Rotation, die Lateralflexion und Flexion/Extension miteinander gekoppelt. Die gekoppelten Bewegungen sind bereichsspezifisch (vgl. S. 115).

6. Kombinationsbewegungen

Dreidimensionale (in mehreren Ebenen ablaufende) Bewegungen eines Bewegungssegments der Wirbelsäule oder eines Wirbelsäulenabschnitts.

7. Bewegungsrichtung

Werden die Bewegungen zweier Wirbel in einem Bewegungssegment zueinander beschrieben, so wird immer die Bewegung des kranialen Wirbels in Relation zum kaudalen beschrieben.

Die Bewegung im Bewegungssegment wird auf die kraniale (bei Lateralflexion, Flexion/Extension) oder ventrale (bei Rotation) Fläche des Wirbels definiert.

8. Nutation – Gegennutation des Kreuzbeins

Nutation: Bewegung der Sakrumbasis nach ventral und kaudal (Flexion)
Gegennutation: Bewegung der Sakrumbasis nach dorsal und kranial (Extension)

9. Nickbewegung

Bewegung zwischen Okziput und Atlas im Sinne der Flexion (auch gebräuchlich für die Nutation des Sakrums).

10. Endgefühl

Strukturabhängiges Palpationsgefühl am Ende der passiven Bewegungen:
- weich-elastisch = Muskelstop, Sehnenstop
- fest-elastisch = Bänderstop
- hart-elastisch = Knorpelstop
- hart-unelastisch = Knochenstop

1.4 Pathologische Beweglichkeit

1. Artikuläre Dysfunktion

Die artikuläre Dysfunktion ist eine Abweichung von der normalen Gelenkfunktion im Sinne der **Hypo- oder Hypermobilität**.

Gegenstand der manuellen Medizin ist die reversible spinale (segmentale) oder peripher-artikuläre Dysfunktion.

- **Blockierung:**
  - Bisher gebräuchliche Bezeichnung für eine reversible hypomobile artikuläre Dysfunktion innerhalb des Bewegungsraumes mit eingeschränktem oder fehlendem Gelenkspiel („joint-play").
  - Die Blockierung kann eine oder mehrere Bewegungsrichtungen betreffen (z. B. Konvergenz oder Divergenz im Bereich der Wirbelsäule).
- **Fehlinterpretationen** der artikulären Dysfunktion erfolgen als:
  - Subluxation eines Wirbels (früher von Chiropraktoren gebraucht),
  - Wirbelverrenkung,
  - herausgesprungener Wirbel,
  - Wirbelfehlstellung.

2. Reflektorische Phänomene bei der artikulären Dysfunktion

In variierender Intensität können Befunde im Gelenk, an der Muskulatur, in den vegetativen Funktionen und in der Hautsensibilität gefunden werden.

- Sich überschneidende **Bezeichnungen für die artikuläre Dysfunktion** und/oder ihre reflektorischen Auswirkungen sind:
  - somatomotorischer Blockierungseffekt (Brügger),
  - spondylogenes Reflexsyndrom (Sutter),
  - „dérangement intervertébral mineur" (Maigne),
  - „somatic dysfunction",
  - reflektorisch-algetische Krankheitszeichen (*Sachse*),
  - Nozireaktion.

1.5 Muskulatur

1. Vermehrte Ruhespannung (Muskelverspannung, Hypertonus, Hartspann)
mit oder ohne Druckempfindlichkeit

- lokalisiert-umschrieben; **Synonyme dafür** sind:
  – Triggerpunkt (myofaszialer Punkt)
  – muskulärer Maximalpunkt
  – segmentaler Irritationspunkt
  – Myose
- Spannungserhöhung eines ganzen Muskels oder einer Muskelgruppe
- generalisierte Muskelverspannung, z. B. Fibromyalgie

2. Muskelverkürzung

- reflektorische Verkürzung
- reversible strukturelle Verkürzung (nach länger dauernder reflektorischer Verkürzung)
- irreversible strukturelle Verkürzung = Kontraktur

3. Verminderte Ruhespannung (Hypotonus)

- reflektorischer Hypotonus (Hemmung)
- periphere Parese

4. Gestörte Muskelaktivierung

- gestörter Stereotyp (Bewegungsmuster)
- Parese

5. Kraftminderung

- reflektorisch (Hemmung)
- dehnungsbedingt
- strukturell neurogen
- strukturell myogen
- gestörter Stereotyp

6. Muskuläre Dysbalance (uneinheitlich definierter Begriff)

Relationsstörung verschieden wirkender Muskeln bezüglich Spannung, Aktivierung und Kraftentwicklung.

7. Muskelaktivierung

- Isometrisch: Anspannung des Muskels ohne Längenänderung
- Isotonisch: gleichbleibende Muskelspannung bei Muskelverkürzung
- Auxotonisch: gleichzeitige Muskellängen- und Spannungsänderung
- Isokinetisch: Aktivierung bei vorgegebener konstanter Winkelgeschwindigkeit
- Isolytisch: gleichbleibende Muskelspannung bei Muskelverlängerung

1.6 Behandlungstechniken

1. Axiale Traktion der Wirbelsäule

Traktion entlang der Längsachse der Wirbelsäule zur Entlastung des Bewegungssegments.

2. Traktion peripherer Gelenke

Traktion der Gelenkpartner senkrecht zur Gleitebene der Gelenkflächen.

Stufe 1: Lösen: Neutralisieren des Gelenkbinnendrucks durch minimale Traktion bis zur deutlichen Druckminderung im Gelenk.

Stufe 2: Straffen: der Gelenkkapsel zur vollen Entfaltung, d.h. bis zur Grenze des physiologischen Bewegungsraumes.

Stufe 3: Dehnen: bis zum Ende der Elastizität der Gelenkkapsel und Beginn der Gegenspannung.

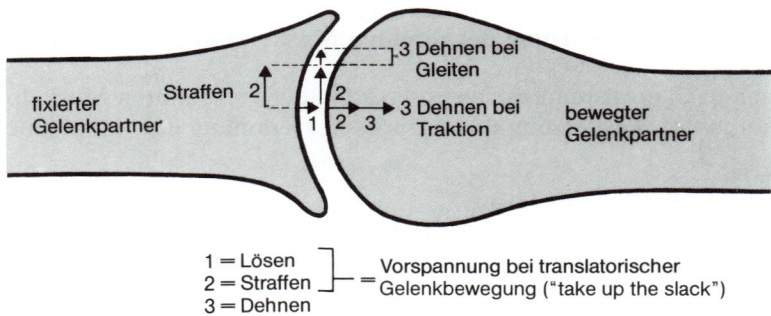

Abb. 1.2 Dehnungsstufen der Gelenkkapsel bei translatorischen Gelenkbewegungen (aus: *Frisch, H.:* Programmierte Untersuchung des Bewegungsapparates. 6. Aufl. Springer, Berlin-Heidelberg 1995)

3. Mobilisation

Passive, meist wiederholte Bewegung durch Traktion und/oder Gleitbewegung mit geringer Geschwindigkeit und zunehmender Amplitude zur Vergrößerung des eingeschränkten Bewegungsraumes.

Ausgangsstellung ist die Behandlungsstellung (Siehe 1.2.3) bei gleichzeitiger verriegelter Stellung von Nachbargelenken, die nicht mobilisiert werden sollen (Siehe 1.2.5).

4. Manipulation

Gelenkbehandlungstechnik, die mit geringer Kraft Impulse hoher Geschwindigkeit und kleiner Amplitude benutzt.

5. Freie Richtung (für die Manipulation freigegebene Richtung)

Richtung, in der die nozireaktive Muskelverspannung auch im Irritationspunkt deutlich abnimmt.

6. Gesperrte Richtung (für die Manipulation nicht freigegebene Richtung)

Dieser Begriff wird auch benutzt für die Richtung, in der die nozireaktive Muskelverspannung auch im Irritationspunkt deutlich zunimmt.

7. Neuromuskuläre Therapien (NMT; Synonyme: muscle energy technique, MET, oder postisometrische Relaxation, PIR)

Sie dienen zur Behebung der Funktionsstörungen der Muskulatur und Gelenke.

- **Behandlung der Muskulatur:**
  - **Bewußte Entspannung:** nach leichter isometrischer Anspannung entspannt der Patient bewußt die zu behandelnden Muskeln (postisometrische Relaxation, PIR).
  - **Passive Entspannungstechnik:** nach minimaler isometrischer Anspannung erfolgt mit geringer Kraft die Dehnung durch den Behandler bei Hypertonus.
  - **Muskeldehnungsbehandlung:** nach maximaler isometrischer Aktivierung erfolgt die kräftige Dehnung durch den Behandler (Stretching) bei Verkürzung des Muskels.
  - **Reziproke Entspannung** der Muskulatur durch Aktivierung der Antagonisten.

- **Behandlung der von muskulären Verspannungen betroffenen Gelenke**
  - Mobilisation unter **Ausnutzung der direkten Muskelkraft** der verspannten Muskeln (NMT 1).
  - Mobilisation nach **postisometrischer Relaxation** der verspannten Muskeln (NMT 2).
  - Mobilisation unter **Ausnutzung der reziproken Hemmung** der verspannten Muskeln (NMT 3).

- **„muscle energy technic"** (Mitchell):
  Verschiedene muskuläre osteopathische Behandlungstechniken. Eine davon benutzt die postisometrische Muskelentspannung zur Verbesserung der Gelenkbeweglichkeit.

8. Weichteiltechniken

- **Inhibitionstechnik** mittels einminütiger digitaler Kompression eines muskulären Maximalpunktes.
- **Friktion:** das tiefe rhythmische Reiben einer gestörten Struktur (z. B. queres Reiben eines Sehnen-Muskel-Übergangs = „deep friction").
- **Dehnungsimpulse** quer zum Muskelfaserverlauf, ohne auf der Hautoberfläche zu reiben.

2 Was ist manuelle Medizin?

Manuelle Medizin und Manuelle Therapie

Die **manuelle Medizin** befaßt sich im Rahmen der üblichen diagnostischen und therapeutischen Verfahren mit der Behandlung von **reversiblen Funktionsstörungen** am Haltungs- und Bewegungsapparat. Diese Funktionsstörungen gehen strukturellen Störungen voraus, begleiten sie oder folgen den Strukturveränderungen. Die Beschwerden der Patienten sind in der Regel Folgen dieser Funktionsstörungen. Die Frühbehandlung der Funktionsstörungen kann späteren pathologischen Strukturveränderungen vorbeugen. Die Manuelle Medizin umfaßt **alle** manuellen diagnostischen und therapeutischen Techniken an der Wirbelsäule und den Extremitätengelenken, die zur Auffindung und Behandlung dieser Störungen dienen.

In der Bundesrepublik Deutschland ist der Begriff „Chirotherapie" Synonym der internationalen Bezeichnung „Manuelle Medizin". Er ist als Zusatzbezeichnung „Chirotherapie" in der Weiterbildungsordnung der Ärzte verankert. Entsprechend ausgebildete Physiotherapeuten können einen Teil der Manuellen Medizin unter der Bezeichnung **„Manuelle Therapie"** (M.T.) ausüben.

Die manuelle Medizin besteht aus:

- **manueller Diagnostik** (Chirodiagnostik) (funktionelle Strukturanalyse),
- **manueller Therapie** (Chirotherapie) (Mobilisation, Manipulation, Stabilisation).

Manuelle Therapie (Chirotherapie)

Die manuelle Therapie umfaßt:
- Weichteiltechniken
- Mobilisation
- Manipulation
- Neuromuskuläre Therapien (NMT)
- Stabilisierende neuromuskuläre Therapien

Manuelle Diagnostik (Chirodiagnostik)

Die in der manuellen Medizin behandelte **reversible Funktionsstörung im Bewegungsapparat** wird als **segmentale (Wirbelsäule) oder peripher artikuläre Dysfunktion (Extremitätengelenke)** definiert. Diese kann mechanisch (durch Strukturveränderungen) und/oder reflektorisch verursacht werden und wird durch die **funktionelle Strukturanalyse** ermittelt.

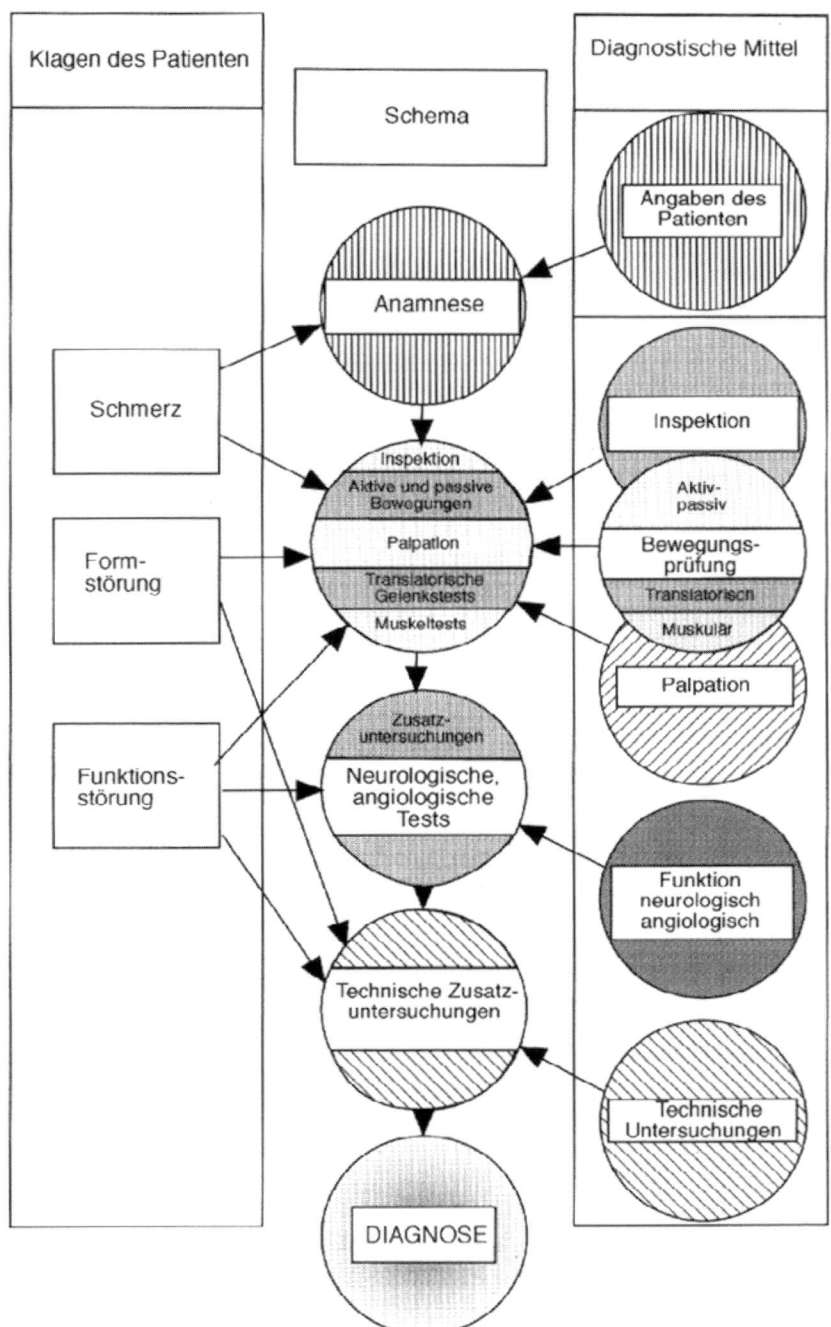

Abb. 2.1 Funktionelle Strukturanalyse: Die Klagen und Beschwerden am Bewegungsapparat (li. Spalte) können durch die apparativen (technischen) und nicht-apparativen (klinischen und manuellen) Untersuchungen (re. Spalte) in einem standardisierten Untersuchungsgang, der alle Gesichtspunkte berücksichtigt, geklärt werden (aus: *Frisch, H.:* Programmierte Untersuchung des Bewegungsapparates. 6. Aufl. Springer, Berlin-Heidelberg 1995)

Funktionelle Strukturanalyse

Die funktionelle Strukturanalyse ist ein Untersuchungssystem, bei dem die Funktionsstörungen von der kombinierten Alltagsbewegung bis zur „Null-Bewegung" der Muskelwiderstandstests untersucht werden. Dadurch können diese Funktionsstörungen bestimmten Strukturen zugeordnet werden. Der Befund wird gegebenenfalls durch neurologische, angiologische und technische Zusatzuntersuchungen ergänzt (Programmierte Untersuchung des Bewegungsapparates nach *Frisch*, Abb. 2.1).

Bewegungsprüfung

Teil der funktonellen Strukturanalyse ist die stufenweise **Analyse des betroffenen Gelenkanteils oder Muskels bei Funktionsstörungen.** Diese umfaßt fünf Untersuchungsstufen, mit denen jeweils bestimmte Strukturen getestet werden können:

- **B$_1$ Aktive Bewegungen** (Funktionsbewegungen)
  Alle Strukturen des Arthrons (kontraktile und nichtkontraktile Strukturen): anatomisches Gelenk, Muskel-Sehnen-Apparat, Gleitlager, Nervensystem inkl. der Psyche.
- **B$_2$ Passive Bewegungen** (Beweglichkeit)
  Alle Strukturen ausgenommen die motorische Nervenbahn.
- **B$_3$ Distraktion und Kompression des Gelenks**
  Distraktion (bei den Testbeschreibungen kurz als „Traktion" bezeichnet) bzw. Kompression der **Gelenkpartner ohne Muskelaktivität** (translatorische Gelenktests für Gelenkflächen, Binnenstrukturen, Gelenkkapsel und Bänder).
- **B$_4$ Gleitbewegung im Gelenk**
  Paralleles Gleiten der **Gelenkpartner ohne Muskelaktivität** (Joint play).
- **B$_5$ Muskelwiderstandstests**
  Prüfung auf Schmerz und Kraft im **Muskel ohne Gelenkbewegung**.

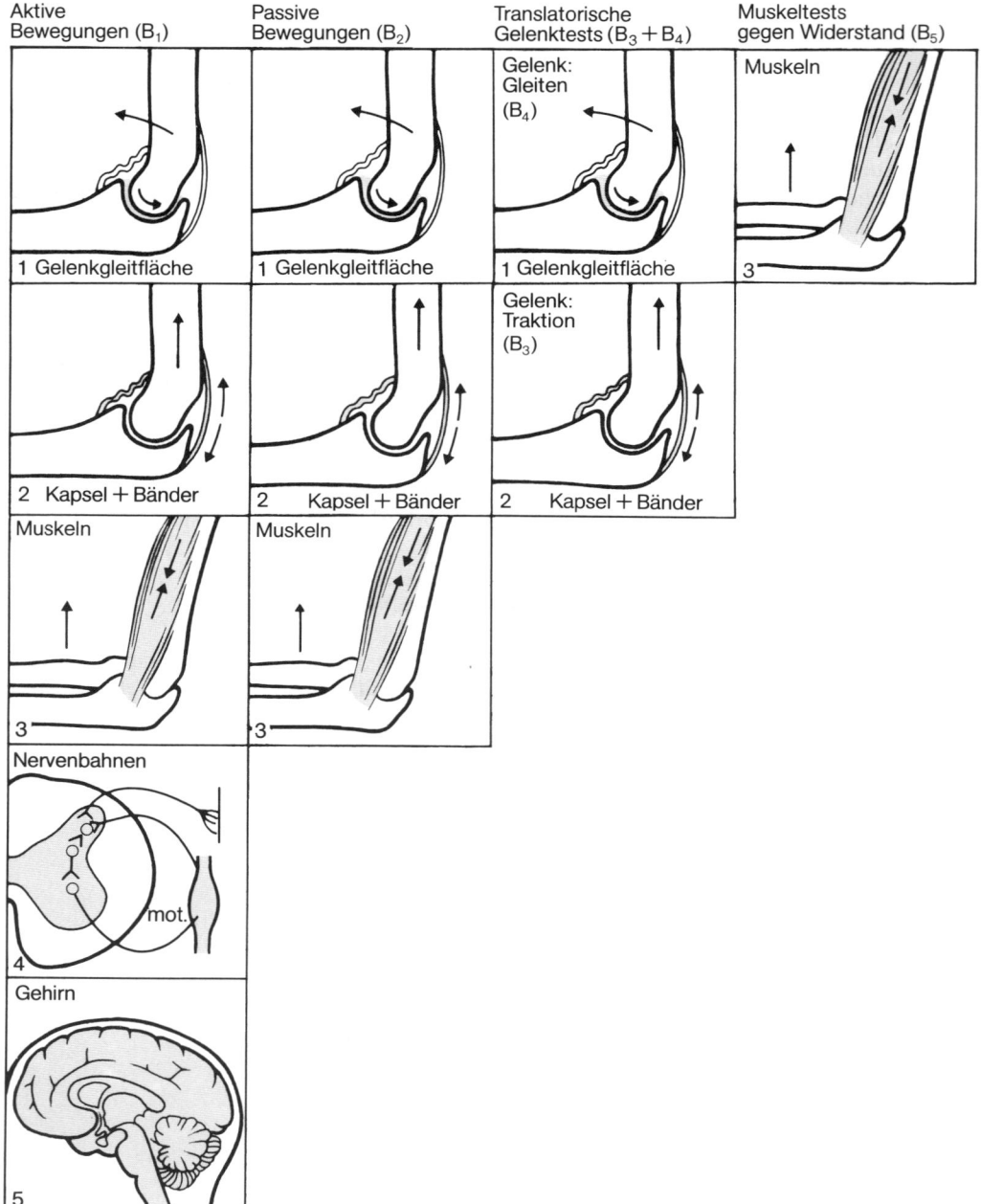

Abb. 2.2 zeigt, wie die **Zahl der untersuchten Strukturen** vom ersten (B_1) bis zum fünften (B_5) Untersuchungsschritt abnimmt. Thema dieses Buches sind dabei vor allem die für die Manuelle Therapie spezifischen Untersuchungsanteile: Die Distraktion und Kompression (B_3) sowie die Gleitbewegungen (B_4) des Gelenkes (aus: *Frisch, H.*: Programmierte Untersuchung des Bewegungsapparates. 6. Aufl. Springer, Berlin-Heidelberg 1995)

3 Biomechanik und Neurophysiologie der Gelenke

3.1 Gelenkmechanik

Für die Manuelle Therapie ist die genaue Kenntnis der Gelenkmechanik erforderlich.

Normale aktive und passive Bewegungen erfordern im Gelenk ein **anguläres Gleiten**. Dieses wird auch als **Rollgleiten** bezeichnet und ist eine **Kombination aus Rollen und Gleiten des bewegten Gelenkpartners** mit weitgehender Konstanz der Drehachse (Abb. 3.1).

Eine Rollbewegung ohne gleichzeitiges Gleiten würde eine Luxationstendenz im Gelenk hervorrufen (Abb. 3.2) und zu einem ungleichen Abstand der Gelenkflächen mit ungleichmäßiger Druckbelastung und einseitig erhöhter Kapselspannung im Gelenk führen (Abb. 3.3).

Das Rollgleiten gewährleistet gleichmäßigen Abstand und Haftung der Gelenkflächen und damit ein **paralleles Gleiten der Gelenkflächen mit geringer Reibung und geringem Energieverlust** (Abb. 3.4).

Das parallele Gleiten (translatorische Bewegung) ist daher unabdingbarer Teil jeder intakten Gelenkbewegung und wichtigster Test bei der Untersuchung einer Bewegungsstörung im Gelenk (Abb. 3.5).

Das **Gleiten erfolgt entlang der Tangentialebene** (Behandlungsebene) des Gelenks. Diese verändert sich bei einem bewegten Gelenkpartner mit **konkaver** Gelenkoberfläche mit der Änderung des Winkels der beiden Gelenkpartner zueinander, während sie bei **konvexer** Oberfläche unabhängig von der Winkelstellung zum bewegten Gelenkpartner konstant bleibt. Auch die Richtung der Gelenktraktion zur Separation der Gelenkflächen ändert sich bei Gelenkpartnern mit konkaver Gelenkoberfläche mit der Winkelstellung des Gelenkes, während sie bei Gelenkpartnern mit konvexer Gelenkoberfläche unverändert bleibt (Abb. 3.6).

Die Richtung des **translatorischen Gleitens geht bei konkaven Gleitflächen in die gleiche Richtung** wie die anguläre Gleitbewegung, **bei konvexer Oberfläche in die entgegengesetzte Richtung**: Konvex-Konkav-Regel nach *Kaltenborn* (Abb. 3.7).

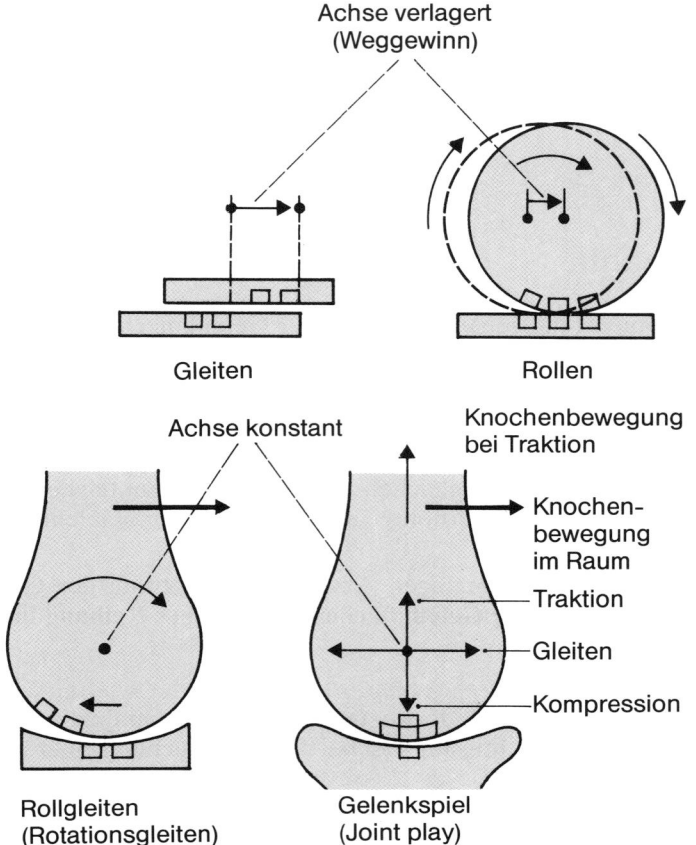

Abb. 3.1 Reines Gleiten oder Rollen der bewegten Gelenkfläche verlagert die Bewegungsachse in Richtung der Bewegung. Bei der Kombination der beiden Komponenten, beim Rollgleiten der aktiven und passiven Funktionsbewegungen bleibt die Bewegungsachse weitgehend konstant. Bei der Untersuchung des Gelenkspiels werden die Traktion/ Kompression und das translatorische Gleiten, die entlang der Gelenkachsen erfolgen, geprüft (aus: *Frisch, H.:* Programmierte Untersuchung des Bewegungsapparates. 6. Aufl. Springer, Berlin-Heidelberg 1995)

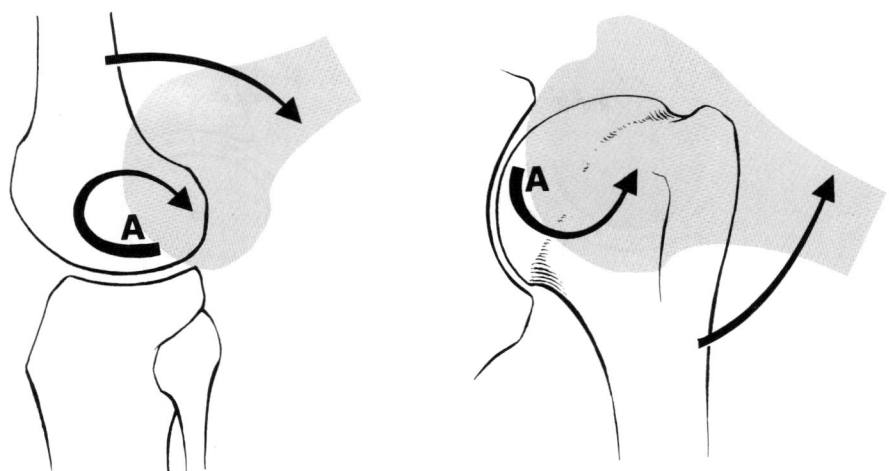

Abb. 3.2 Luxationstendenz bei (angulärer) Rollbewegung ohne Gleiten am Beispiel des Knie- und Schultergelenks (aus: *Frisch, H.:* Programmierte Untersuchung des Bewegungsapparates. 6. Aufl. Springer, Berlin-Heidelberg 1995)

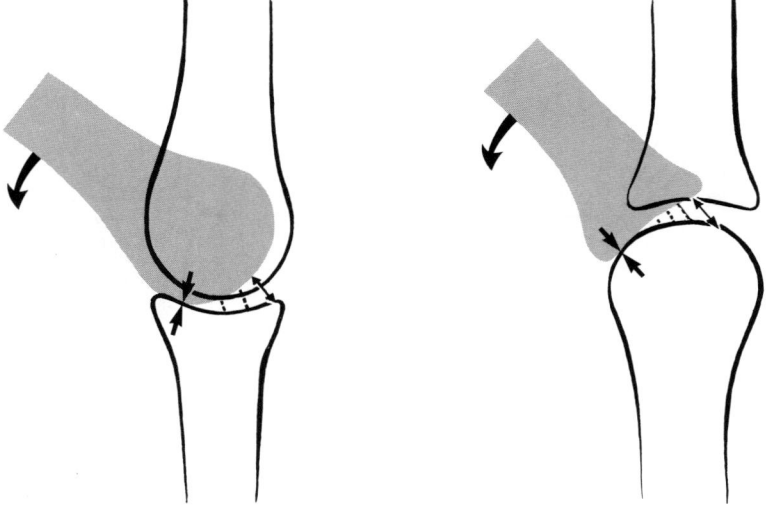

Abb. 3.3 Ungleichmäßiger Abstand (und Haftung) im Gelenk bei angulärem Rollen ohne Gleiten führt zur Kompression im Gelenk (aus: *Frisch, H.:* Programmierte Untersuchung des Bewegungsapparates. 6. Aufl. Springer, Berlin-Heidelberg 1995)

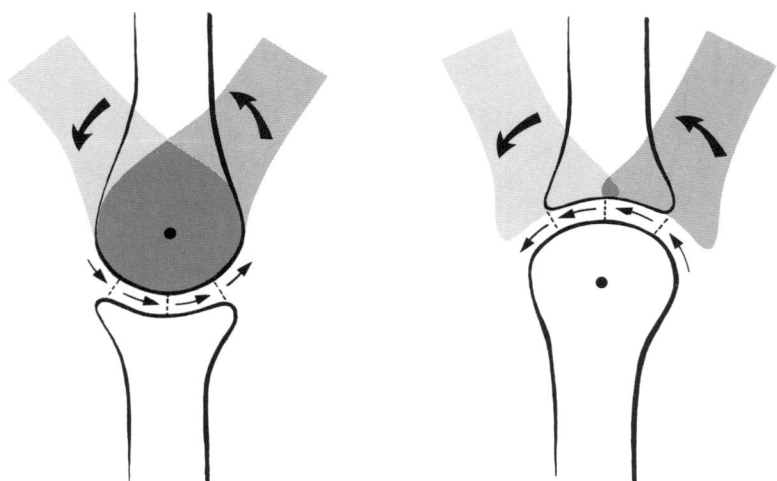

Abb. 3.4 Gleichmäßiger Abstand und Haftung bei (angulärem) Rollgleiten (Rotations-gleiten) der aktiven und passiven Bewegungen vermeidet Kompressionen im Gelenk (aus: *Frisch, H.:* Programmierte Untersuchung des Bewegungsapparates. 6. Aufl. Springer, Berlin-Heidelberg 1995)

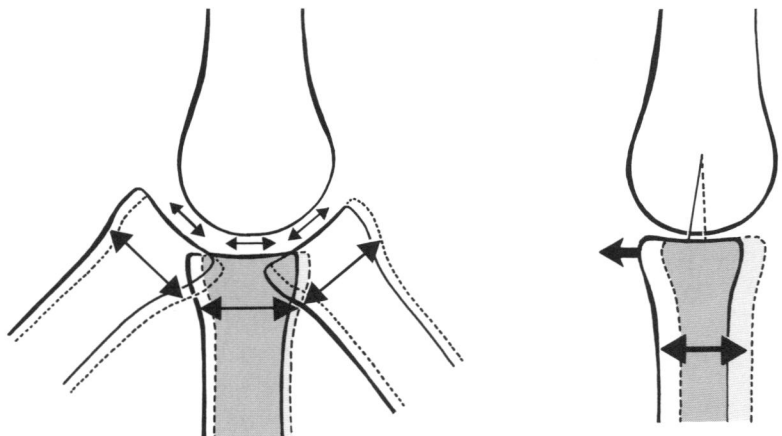

Abb. 3.5 Gleichmäßiger Abstand und Haftung beim passiven translatorischen (gerad-linigen) Gleiten. Durch die gestrichelten Linien sind die Bewegungsstrecken der Gelenk-partner bei den kleinen translatorischen Bewegungen angedeutet, die Teile der aktiven Rollgleitbewegung sind. Diese Bewegungen sind die spezifischen Bewegungstests in der manuellen Medizin (aus: *Frisch, H.:* Programmierte Untersuchung des Bewegungsapparates. 6. Aufl. Springer, Berlin-Heidelberg 1995)

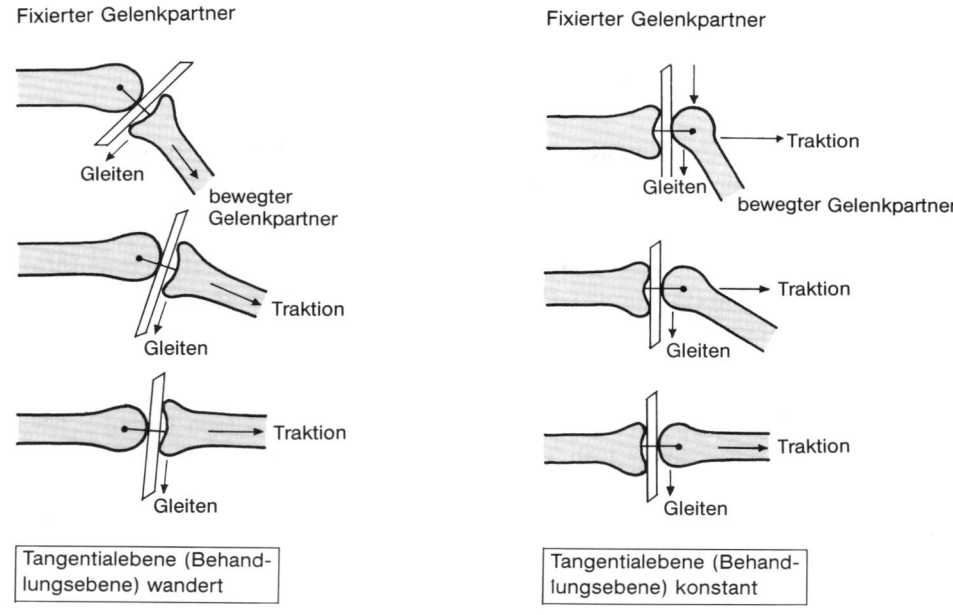

Abb. 3.6 Richtungsänderung bei Traktion und Gleiten in der tangentialen Gleitebene (Behandlungsebene). Hat der bewegte Gelenkpartner eine konkave Gelenkfläche, dann ändert sich die Ebene für das parallele Gleiten mit dem Winkel des gelenkbildenden Knochen zueinander. Ist die Gelenkfläche am bewegten Gelenkpartner konvex geformt, dann bleibt die Gleitebene unverändert parallel zur konkaven Gelenkfläche des anderen Gelenkpartners. Das gleiche gilt für die Richtung der Gelenktraktion (aus: *Frisch, H.:* Programmierte Untersuchung des Bewegungsapparates. 6. Aufl. Springer, Berlin-Heidelberg 1995)

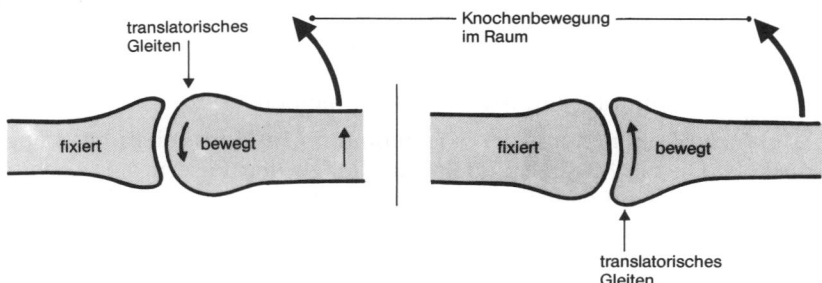

Abb. 3.7 Konvex-Konkav-Regel (nach *Kaltenborn*) (aus: *Frisch, H.:* Programmierte Untersuchung des Bewegungsapparates. 6. Aufl. Springer, Berlin-Heidelberg 1995)

3.2 Neurophysiologische Grundlagen

3.2.1 Propriozeption

Propriozeption dient der Eigenempfindung und Orientierung des Körpers im Raum und besteht aus Afferenzen von den Mechanorezeptoren, die als sensible Endorgane des Steuerungssystems Informationen über Position und Spannungsänderungen im Bewegungs- und Haltungsapparat melden. Diese Informationen dienen der Erhaltung des Schwerpunktes im Bereich der Unterstützungsfläche (Statik) und der Durchführung koordinierter Bewegungen (Dynamik). **Propriozeptive Afferenzen kommen aus den Mechanorezeptoren der gesamten Funktionseinheit Gelenk-Muskel und der Körperdecke (Haut und Unterhautgewebe).**

Die Rezeptoren befinden sich **im Gelenk in der Gelenkkapsel** (Typ I und II nach *Wyke*) und im Kapsel-Bandapparat (Typ III nach *Wyke*). Alle 3 Typen haben reflektorischen (tonischen oder phasischen) Einfluß auf die Motoneurone der Wirbelsäule und Extremitäten und steuernde Funktion durch die Orientierung über Gelenkstellung und Gelenkbewegungen:

Gelenkkapsel und Ligamente umhüllen das Gelenk und werden, je nach Bewegungsrichtung, gespannt oder entspannt.

Die Informationen, die aus den wechselnden Kapselspannungen kommen, werden durch die **Mechanorezeptoren für die Gelenkstellung (Typ I), für die Spannungsänderung durch Bewegung (Typ II), bei Gefahr der Überspannung (Typ III),** und **eine erfolgte Überspannung (Nozizeption, Typ IV, s.u.)** geliefert. Diese Informationen aus den Mechanorezeptoren werden von den sensiblen Nerven in das Hinterhorn des Rückenmarks weitergeleitet und dort verteilt. Auf dieser spinalen Ebene entstehen dann die erforderlichen motorischen Reflexe für die Koordination von Stabilität und Bewegung oder ggf. eine Nozireaktion. Am Interneuron wird außerdem durch Freisetzung von Endorphinen die Schmerzweiterleitung unterdrückt. **Die spinothalamischen Nervenbahnen informieren danach die höheren Ebenen** und schließlich entsteht auch im spinalen Nervensystem eine Reaktion und eventuell ein Bewußtwerden der Nozizeption. Die mechanischen Verstärkungen der Kapsel und die Ligamente haben aber außerdem auch eine passive mechanische, stabilisierende Funktion, wobei sie unter anderem dafür sorgen, daß die Umdrehungsachsen innerhalb bestimmter Grenzen konstant bleiben.

Weitere Afferenzen kommen aus den sogenannten **Muskelspindeln** bei Längenänderungen des Muskels. Da die Muskelspindeln parallel zu den Fasern der Arbeitsmuskulatur verlaufen, reagieren sie auf jegliche Dehnung des Muskels – je nach Einstellung der Reizschwelle – mit einer Kontraktion der Arbeitsmuskulatur (Alpha-Motoneurone). Gleichzeitig erfolgt eine Anpassung der Muskelspindel an die Verkürzung der Arbeitsmuskulatur über die langsamer leitenden Gamma-Motoneurone. Diese Adaption kann aber auch durch zentralnervöse Einflüsse bewirkt werden. **Die Afferenzen aus den Muskelspindeln aktivieren außer dem eigenen Muskel die Synergisten und hemmen die Antagonisten.**

Die **Golgi-Sehnenorgane registrieren die Spannung des Muskels**. Wird die Spannung zu hoch, so kann ein hemmender Einfluß auf die Arbeitsmuskulatur des eigenen Muskels und der Synergisten sowie ein aktivierender Einfluß auf die Antagonisten erfolgen.

Die **Hautnozirezeptoren** bewirken eine **Erhöhung des Muskeltonus** der Flexoren und hemmen den Tonus der jeweiligen Antagonisten.

Fassen wir die praktische Bedeutung der propriozeptiven Informationsquellen zusammen:

1. Haut

Jeder Kontakt auf der Haut, vor allem an Händen und Füßen, gibt uns durch den Druck an den Berührungsstellen **Informationen über die Position und Belastung** der Extremität und des Körpers. Wir benutzen diese Informationsquelle z. B. auch wenn wir unseren Patienten einen Gehstock geben oder eine elastische Binde am Gelenk anlegen. Andere Beispiele hierfür sind: Mieder, Halskragen, Taping.

2. Muskeln und Sehnen

Diese Strukturen **registrieren Spannung und Länge der Muskeln**. Die Werte (Spannung und Länge) müssen dauernd kontrolliert und nachgestellt werden, um die Stabilität in den Gelenken, Haftung der Gelenkflächen, sowie das Gleichgewicht (Statik) und geordnete Bewegungsabläufe (Dynamik) zu gewährleisten.

3. Kapsel und Ligamente

Die Mechanorezeptoren in den Kapseln und Ligamenten **informieren über Stellung und Bewegung in den Gelenken**. Das Rollgleiten wird kontinuierlich durch sich ändernde (anpassende) Muskelspannungen ermöglicht. Diese Spannungen werden reflektorisch von den Mechanorezeptoren in den Kapseln und Ligamenten gesteuert.

Andere Informationsquellen sind

- die **Augen**: Sie vergleichen unter anderem die Stellung des Schädels mit dem Horizont,
- das **Otovestibuläre System**: vergleicht die Stellung des Schädels mit der Schwerkraft und registriert die Beschleunigungen des Schädels in 3 Ebenen.

Die Propriozeptionssysteme sind also verantwortlich für die **Stabilität der Gelenke**, für die **Koordination der Bewegungen** und den **Erhalt des Gleichgewichts**.

3.2.2 Stabilität

Die durch Muskeln und Kapsel-Bandapparat bewirkte Gelenkstabilität sorgt dafür, daß der Druck am Berührungspunkt der beiden Gelenkflächen immer optimal ist, d.h. der Druck auf der Gelenkfläche soll möglichst gering bleiben, um keine Schädigung der Gleitfläche zu verursachen. Die Umdrehungsachse soll bei den Gelenkbewegungen immer so liegen, daß am Berührungspunkt der Gleitflächen nur ein Parallelgleiten stattfindet.

Die **Stabilität ist einmal ein aktiver dynamischer Faktor**, da sich die Muskelspannung – vor allem der kleinen gelenknahen Muskeln – dauernd an die Bewegung, an die Belastung und an das Bewegungsziel anpassen muß, um ein optimales Funktionieren des Rollgleitens im Gelenk zu gewährleisten. Die **Gelenkbänder** sind dabei einerseits **Organe der passiven mechanischen Stabilität**, indem sie bei unkontrollierten Bewegungsabläufen, wie z. B. Traumen (passiv), eine Verrenkung verhindern. Andererseits ist die **propriozeptive Steuerung der stabilisierenden Muskeln** die wichtigste neurophysiologische Aufgabe der **Gelenkbänder** und der **Kapsel**. Ein Beweis dafür ist die unbefriedigende Stabilität der Gelenke nach Operationen, bei denen Kunststoffe als Ersatz von gerissenen Gelenkbändern verwendet wurden. Die für die Propriozeption wichtigen Mechanorezeptoren können nicht von einer Prothese ersetzt werden. Nur indirekt ist durch Trainingstherapie eine gewisse Kompensation möglich.

3.2.3 Koordination

Koordination bedeutet in diesem Zusammenhang das geordnete Zusammenspiel der verschiedenen Muskeln, um die Stabilität in den Gelenken zu gewährleisten und einen geordneten harmonischen Bewegungsablauf zu erreichen.

Bei der Koordination gibt es verschiedene Ebenen.

Auf der Ebene der **Gelenke** soll der Tonus der kleinen gelenknahen Muskeln die beiden Gelenkpartner so zusammenhalten, daß sie bei jeder Bewegung und bei jeder Belastung immer in einer Position sind, die ein **Gleiten ohne Kompression** ermöglicht.

In etwas größerer Entfernung vom Gelenk muß die Spannung der Agonisten und Antagonisten so gesteuert werden, daß **Gelenkbelastung und Bewegung optimal** sind. In noch größerer Entfernung vom Gelenk sollen auch die Muskeln, die Gelenke überspringen, die Harmonie der Bewegung und das **Zusammenspiel verschiedener Gelenke** gewährleisten. Im gesamten Körper schließlich müssen die Bewegungen so koordiniert werden, daß das **Gleichgewicht erhalten** wird, ein optimales, harmonisches Bewegungsspiel erreicht wird und Schmerzen vermieden werden. Diese Koordination erfolgt hauptsächlich im Gehirn und in den oberen Halswirbelsegmenten.

Die muskuläre Gelenkstabilisierung erfordert also ein ungestörtes Reflexverhalten und Muskelaktivität. Eine Rehabilitation der Hypermobilität oder Instabilität soll daher vor allem die Propriozeption und die schnelle Muskelreaktion fördern und weniger auf Kraft und Ausdauer gerichtet sein.

3.2.4 Nozizeption

Durch die beschriebenen sensomotorischen Mechanismen werden die koordinierten Gelenkbewegungen ermöglicht. Unter pathologischen Bedingungen kann es aber auch zu schweren Störungen des Bewegungsablaufes kommen. Die auslösenden Meldeeinrichtungen sind dann die Nozizeptoren (Typ IV nach *Wyke*). Sie befinden sich in allen Teilen des Bewegungsapparates:

- Gelenken
- Muskeln (auch in der glatten Muskulatur der inneren Organe)
- Sehnen (Sehnenscheiden)
- Schleimbeuteln
- Knochen
- Nerven
- Gefäßen
- Haut und Unterhaut

Jede gemeldete Störung führt zu einer reflektorischen Veränderung des Bewegungsablaufes. Dabei werden alle **Muskeln**, deren Tätigkeit die Störung verschlimmern würde, **hypoton**, d.h. bis zur Lähmung gehemmt, während Muskeln, die einen Störungsherd (durch Immobilisation) vor einer Verschlimmerung bewähren können, **hyperton** werden (reflektorischer Hartspann), wobei die Ursache der Störung zunächst unerheblich ist. Es können mechanische Ursachen (Gelenkmaus, Bandeinklemmung, Bandscheibenvorfall) oder entzündliche Prozesse (Arthritis, Bursitis, Tendovaginitis, Peritonitis) zugrunde liegen.

Brügger nennt diesen neurovegetativen Reflexmechanismus zur Schonung eines Krankheitsherdes den **„nozizeptiven somatomotorischen Blockierungseffekt" (1962).** Die funktionellen Zustandsänderungen an den Muskeln nennt er **Tendomyosen**. Die hypotonen Muskeln verursachen ein schmerzhaftes Müdigkeitsgefühl und werden bei Kontraktion des Muskels schmerzhafter. Die hypertonen Muskeln bewirken eine schmerzhafte Muskelsteife (Rigor) und werden bei Muskeldehnung schmerzhafter. Beide Muskelgruppen ermüden schnell. In den **hypertonen Muskeln** finden sich häufig **Myogelosen**, die ihrerseits durch nozizeptive Afferenzen aus der Myogelose selber den pathologischen Hypertonus verstärken können. Es kann so ein Circulus vitiosus entstehen.

Nozizeptiver Hypertonus und Hypotonus sind aber nicht nur auf antagonistische Muskelgruppen beschränkt, sondern können – nach Ansicht von *Brügger* – in ein und demselben Muskel vorkommen, wenn es der Irritationsherd erfordert. Außerdem können die genannten **arthro-muskulären Reizerscheinungen von vegetativen, vasomotorischen und dystrophischen Veränderungen begleitet** sein (z. B. Sudeck-Atrophie).

Schmerzen und Bewegungseinschränkung sind also vieldeutige Symptome. Sie können als nozizeptive Reaktion von allen Teilen des Arthrons (Gesamtgelenkes) ausgehen: Gelenkfläche, Kapsel, Ligamenten, Muskeln oder Nerven. Meistens spielen mehrere Faktoren ätiologisch eine Rolle. Es ist daher die Kunst einer **systematischen Untersuchung aller Strukturen (funktionelle Strukturanalyse)**, einer genauen Anamnese und eventuell auch technischer Untersuchungen, den oder die ausschlaggebenden Befunde zu erheben und ihre Behandlungsfähigkeit festzustellen (Probebehandlung).

Die Ursachen und Modalitäten der Schmerzen und Funktionsstörungen können außerdem ganz verschiedenartig sein, und es ist wichtig, vor allem die Kontraindikationen für eine manuelle, krankengymnastische oder physikalische Behandlung zu kennen, um Behandlungsschäden zu vermeiden.

4 Manuelle Diagnostik und Therapie der peripheren Gelenke

4.1 Untersuchung der Gelenke und der Muskulatur

Man unterscheidet bei der Untersuchung:

- **anguläre Gelenkbewegungen (Funktionsbewegungen):** normale aktive und passive Gleitbewegungen, die durch Rollgleiten der Gelenkpartner zustande kommen,
- **translatorische Gelenkbewegungen:** Traktion und translatorisches Gleiten, die nur passiv durch den Untersucher ausgeführt werden können.

Der **Weichteilmantel** des Gelenks (Gelenkkapsel, Verstärkungsbänder, gelenkzugehörige Muskulatur) muß bei Gelenkstörungen ebenfalls untersucht werden. Über seinen Zustand gibt vor allem das **Endgefühl** bei passiven angulären und translatorischen Bewegungen Auskunft (s. Grundbegriffe S. 4). Die Muskelbefunde, die bei der Untersuchung erhoben werden können, sind gleichfalls bei der Erläuterung der Grundbegriffe auf S. 6 zusammengefaßt.

Checkliste Gelenk für den Therapeuten

1. **Patientenstellung**
   Entspannte, möglichst **schmerzfreie, Haltung oder Lagerung** der zu untersuchenden oder zu behandelnden Gelenke.

2. **Therapeutenstellung**
   Stabile patientennahe ergonomisch günstige Ausgangsstellung für die Durchführung der Untersuchung oder Behandlung.

3. **Fixationshand**
   Sie faßt den zu fixierenden Gelenkpartner **flächig und schmerzfrei** (Hautvorschub gegen die Mobilisationsrichtung, empfindliche Weichteile beiseite schieben) **unmittelbar neben dem Gelenkspalt.** In der Wirbelsäule erfolgt die Fixation auch durch Verriegelung und/oder Lagerung.

4. **Mobilisationshand**
   Sie faßt den zu bewegenden Gelenkpartner **in gleicher Weise**.

5. **Ausführung**
   Bestimmung der **Ruhestellung** (aktuellen Ruhestellung) bzw. Behandlungsstellung),
   Bestimmung der **Gleitebene und translatorischen Bewegungsrichtung** (für Traktion, Kompression, Gleiten) = Behandlungsebene,
   Bestimmung des **Bewegungsimpulses** (Kraft und Dauer).

Checkliste Muskulatur

Geprüft werden muß die Muskelsynergie und ggf. der Einzelmuskel auf:

Muskel(faser)länge

Tonus (Tastbarer Widerstand des Muskels bei Palpation senkrecht zur Faserrichtung).

Muskelspannung (Kraft entlang der Muskelfasern)

Koordination

Kraft

Schmerz

Die **Ausdauer** kann im Rahmen der normalen Untersuchung der arthromuskulären Funktionseinheit nicht getestet werden.

Die **Testung** der Muskulatur **im Untersuchungsblock:**

Aktive Bewegungen:	Koordination/Kraft
Passive Bewegungen:	Muskellänge (Endgefühl)
	Schmerz (in Dehnstellung)
Palpation:	Spannung/Schmerz bei Palpation des Muskels
	Ursprung, Ansatz, Muskelbauch) (vor allem in Dehnstellung)
Widerstandstests:	Kraft (in Mittelstellung)
	Schmerz (vor allem in Dehnstellung)

Die **klinische Untersuchung** erfolgt durch den **Untersuchungsblock** und die evtl. notwendigen **Zusatzuntersuchungen** (Abb. 2.1, S. 10) einschließlich einer **Probebehandlung**.

4.2 Behandlung der Gelenke und der Muskulatur

Die Behandlungstechniken der Gelenke (Traktion, Mobilisation, Manipulation) und der Muskulatur (neuromuskuläre Therapien, Weichteiltechniken) sind bei der Erläuterung der Grundbegriffe auf S. 7 zusammengefaßt.

Der größte Teil der Untersuchungstechniken an den Gelenken kann auch zur Gelenkmobilisation benutzt werden (Test = Therapie).

Zu beachten sind als Ausgangsstellung für die Mobilisation die Behandlungsstellung (s.S. 2) und eventuell die gleichzeitige verriegelte Stellung (s.S. 2) von Nachbargelenken, die nicht mobilisiert werden sollen.

Muskelbehandlungen werden, soweit sie erfahrungsgemäß für die Bewegungsfähigkeit (und zur Wiederherstellung der Muskelbalance) eine Rolle spielen, grundsätzlich mit in das Behandlungsprogramm aufgenommen.

4.2.1 Pathologische Veränderungen einzelner Gelenkstrukturen und ihre Behandlung

Gelenkfläche

Veränderungen an der Gleitfähigkeit treten meist bei Arthrosen, Traumen und chronischer Arthritis auf. Man kann die Beweglichkeit durch **passive translatorische Gleitbewegungen** parallel zur konkaven Gelenkfläche **unter Vermeidung jeglicher Kompression** verbessern. Bei Schmerzen sollen nur Traktionen senkrecht zur (konkaven) Gelenkfläche ausgeführt werden.

Der Patient kann zusätzlich Selbstbehandlungen in Form von Automobilisationen der Gelenke erlernen.

Gelenkkapsel

Hypomobilität (z. B. durch Ruhigstellung oder Entzündungsprozesse) mit **Schrumpfung der Gelenkkapsel** kann mit translatorischen Bewegungen (die **Kapsel dehnende Mobilisationen**) behandelt werden. Bei Schmerzen und zusätzlichen Störungen an der Gelenkfläche sind nur Traktionen geeignet. Auch Automobilisationen sind möglich (s. 4.2.2).

Bei **Hypermobilität** (z. B. durch Trauma oder chronische Fehlbelastung) kann die passive Beweglichkeit in der chronischen Phase kaum verbessert, d.h. vermindert werden. Die aktive Stabilität kann hingegen recht gut durch **stabilisierende und koordinationsfördernde Übungsbehandlung** verbessert werden (s. 4.2.3).

Bänder, Sehnen und Schleimbeutel

Bei Schmerzen und Verklebungen werden zusätzlich zu den Mobilisationen der Gelenke tiefe **Quermassagen an Band- und Muskelansätzen** ausgeführt.

Muskel

Muskelhypertonus wird mit **postisometrischen Entspannungstechniken** behandelt, wobei versucht wird, auf reflektorischem Wege die durch Muskelverspannung eingeschränkte Beweglichkeit wiederherzustellen.

Muskelverkürzungen, z. B. durch Kontrakturen, werden mit **Muskeldehnungen** behandelt, bei denen durch größere Kraftanwendung und über eine längere Dauer der Muskel spezifisch gedehnt wird. Die Verlängerung von fibroelastischem Gewebe benötigt mehr direkte Krafteinwirkung. Man muß dabei aber eine Kompression der Nachbargelenke vermeiden. Ergänzend können Selbstdehnungen erlernt werden. **Lokale Irritationen** oder **Verklebungen** können mit **tiefer Quermassage** (eventuell auch vom Patienten selber durchgeführt) behandelt werden.

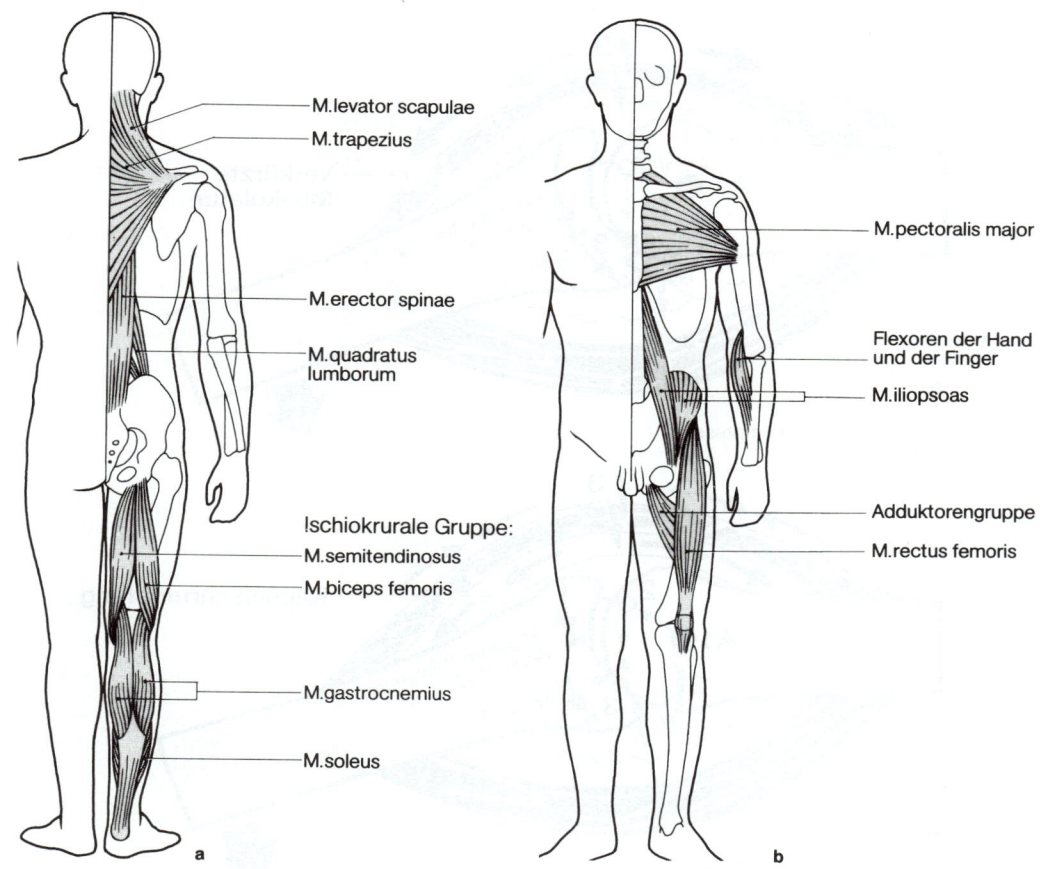

M.levator scapulae

M.trapezius

M.pectoralis major

M.erector spinae

Flexoren der Hand und der Finger

M.quadratus lumborum

M.iliopsoas

Ischiokrurale Gruppe:
M.semitendinosus

Adduktorengruppe

M.biceps femoris

M.rectus femoris

M.gastrocnemius

M.soleus

a   b

Abb. 4.1 Häufig verkürzte tonische Muskeln. **a** Dorsalseite **b** Ventralseite (nach *Janda*, aus: *Frisch, H.:* Programmierte Untersuchung des Bewegungsapparates. 6. Aufl. Springer, Berlin-Heidelberg 1995)

4.2.2 Hypomobilität

Entstehung einer hypomobilen Funktionsstörung

Die **Faktoren, die eine hypomobile Funktionsstörung auslösen können,** sind

- verspannte oder verkürzte Muskulatur sowie Muskelkontrakturen,
- Kapselschrumpfungen,
- Knorpelschädigungen im Gelenk.

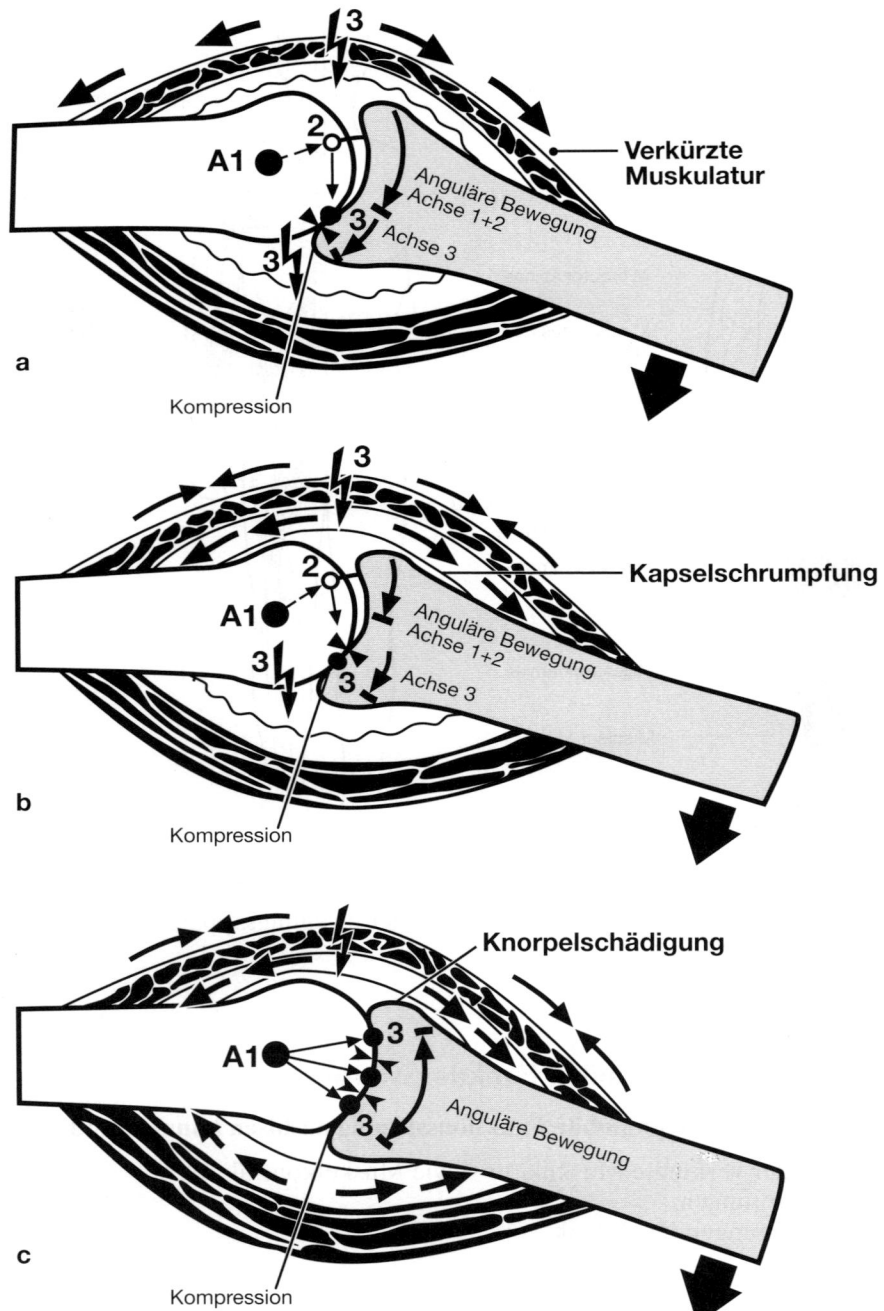

4.2 (aus: *Frisch, H.:* Programmierte Untersuchung des Bewegungsapparates. 6. Aufl. Springer, Berlin-Heidelberg 1995)

Therapieplan bei Hypomobilität

Weichteiltechniken

- **Massagen:** Muskelmassage   →   Durchblutungsförderung/Stoffwechsel, Tonisierung der Muskulatur

  Quermassage   →   Muskelentspannung über γ-System, Lösung von Verklebungen

  Bindegewebsmassage   →   lokale und reflektorische Veränderungen der Durchblutung, Sekretion und Motorik

  Periostmassage   →   Schmerzlinderung durch Sekundärschmerz am Periost

- **Postisometrische Entspannung** bei Muskelhypertonus (geringe kurzzeitige Anspannung zur Vermeidung einer Kokontraktion von Agonisten und Antagonisten).
- **Muskeldehnung** des bindegewebigen Anteils verkürzter Muskeln bei normalem Gelenkspiel in der postisometrischen Relaxationsphase (nach länger dauernder starker Anspannung des zu dehnenden Muskels).
- **Aktive Muskelentspannung** durch geringe isometrische Aktivierung der Antagonisten.

Gelenktechniken

- **Mobilisationen:**   Traktionen   →   Schmerzlinderung und Bewegungs-
  (translatorisch)   förderung

  Gleitmobilisationen   →   Bewegungsförderung
- **Manipulationen**   →   Reflektorische Entspannung

Übungen

- zur Förderung und Erhaltung der Beweglichkeit der Gelenke (Automobilisation)
- zur Verbesserung der Koordination (z. B. PNF, Trainingstherapie)
- zur Förderung und Erhaltung der Elastizität: Stretching (Selbstdehnung)
- zur Kräftigung der Muskulatur

←

Abb. 4.2 Modell der Gelenkblockierung durch verkürzte Muskulatur, Kapselschrumpfung oder Knorpelschädigung im Gelenk. Durch die **Strukturänderungen im Weichteilmantel oder an den Gelenkflächen** kommt es zu einer **Verlagerung der normalen Bewegungsachse (1, 2)** zu pathologisch veränderter Struktur und Störung der Gleitbewegung durch **Kompression der Gelenkflächen aufeinander (3)**. Mit zunehmender Kompression wird das parallele Gleiten immer mehr behindert und am Ende völlig unmöglich. Die **Bewegungsachse wird dann abrupt in den bewegungsunfähigen Kompressionsbereich der Gelenkfläche verlagert** (**Achse 3**). Die Gelenkbewegung, die zentral als Bewegungsmuster gespeichert ist, kann jetzt nur noch um die pathologische neue Bewegungsachse im Kompressionsbereich erfolgen. Das führt zu erheblichen nozizeptiven Afferenzen aus der überdehnten Gelenkkapsel auf der bewegungsabgewandten Seite (→← = Hartspann der Muskulatur / ↯ = Schmerz).

Die **Nozireaktion** besteht aus einer **schmerzhaften Verspannung der Muskulatur** auf der bewegungsabgewandten Seite und einer Paralysierung der Muskulatur auf der Bewegungsseite. Der **nozizeptive somatomotorische Blockierungseffekt nach** *Brügger* ist entstanden (s. 3.2.4, S. 20).

4.2.3 Hypermobilität

Hypermobilität besteht in einer vergrößerten aktiven und passiven Beweglichkeit des Gelenkes durch verlängerte (überdehnte) Ligamente, Lockerung der Gelenkkapsel, Schwäche und/oder Koordinationsstörung der das Gelenk stabilisierenden Muskeln.

Gradeinteilung: • Geringgradige Hypermobilität (meist ohne Schmerzen)
• Hypermobilität mit Schmerzen
• Instabilität (mit und ohne Schmerzen)

Ursachen der Hypermobilität

Allgemeine Hypermobilität (konstitutionell)
• bei Kindern, Asthenikern, Adipösen

Planmäßig erworbene Hypermobilität
• „Schlangenmenschen"/„Schlanke Linie" (falsches Verhalten, z. B. Diät anstatt sportliches Training)
• bei bestimmten Sportarten: Kunstturnen
Skilaufen (Wedeln)
Trampolinspringen
Speerwerfen
Ringen
• häufig nach Beendigung des Leistungssports

Unplanmäßig erworbene Hypermobilität
• Traumen: Schleudertrauma
• Hormonal: Schwangerschaft, „Pille", Klimakterium
• Fehlhaltung: Antalgische Schonhaltung „schlechte Haltung"
• Verschlimmerung konstitutioneller oder morphologisch bedingter Hypermobilität durch nicht indizierte oder technisch falsche Mobilisationsbehandlung
• Gestörtes Bewegungsmuster
• Neuroorthopädische Erkrankungen (Paresen)

Lokale (segmentale) Hypermobilität
• Kompensatorisch bei angeborenen und erworbenen morphologischen Veränderungen (Ankylose, Blockwirbel) eines Nachbargelenks
• Erworbene Veränderungen infolge Gelenkblockierung oder Muskelverkürzungen in der Umgebung
• Prädilektionsstellen an den Übergangsregionen der Wirbelsäule:
C1/C2 (Rheumatiker)
C4/C5 (beginnende Osteochondrose)
Thorakolumbaler Übergang
Lumbosakraler Übergang

Therapieplan bei Hypermobilität

Aktive Maßnahmen

- Stabilisation durch **Trainieren der Muskulatur** (Kraft und Ausdauer)
- **Verbesserung der Koordination** (Bewegungsmuster)
- **Mobilisation hypomobiler Gelenke** zur Behebung der kompensatorischen Hypermobilität

Passive Maßnahmen

- Elastische Verbände
- Taping
- Bandagen
- Stützapparate, Mieder
- Gipsverbände
- therapeutische Sklerosierung von Ligamenten

4.3 Dokumentation von Befunden am Bewegungsapparat mit Befundsymbolen
(nach *H. Frisch*)

Die Dokumentierung von Befunden mit Hilfe von Befundsymbolen ermöglicht nicht nur eine rationelle Aufzeichnung der Untersuchung, sondern auch eine schnellere Orientierung über einen früheren Befund.

> Durch Kombination der folgenden **10 Standardsymbole** können 80–90% aller Befunde am Bewegungsapparat aufgezeichnet werden.

Die Einzeichnung erfolgt in der Rückansicht eines Skelettschemas, alle **ventral** oder **volar** gelegenen Befunde werden mit einem V bezeichnet.

Die Standardsymbole werden in **blauer** Farbe für Gelenke, Nerven und Haut und in **roter** Farbe für Muskeln und Sehnen verwendet.

Alle hiermit nicht zu erfassenden Befunde können in Worten oder mit eigenen Symbolen aufgezeichnet werden. Ein Beispiel findet sich in Abb. 4.4. auf S. 35.

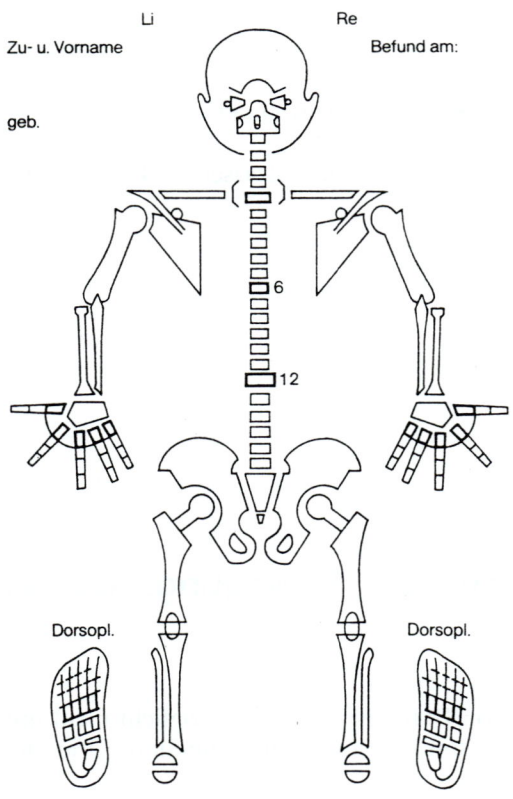

Abb. 4.3 Skelettschema für die Dokumentation von Befunden (aus: *Frisch, H.:* Programmierte Untersuchung des Bewegungsapparates. 6. Aufl. Springer, Berlin-Heidelberg 1995)

Allgemeine Zeichen

1	**+**	Form oder Funktion vermehrt
2	**–**	Form oder Funktion vermindert
3	**!**	Form oder Funktion schmerzhaft
4	**∅**	Funktion erloschen

o. B. = Kein krankhafter Befund

Inspektion

5 ( ) Bereich einer Veränderung der physiologischen Verhältnisse

Beispiel:

R = Rubor (Rötung)
C = Calor (Überwärmung)
! = Dolor (Schmerz)
+ = Tumor (Schwellung)
– = Atrophie
D = Deformierung
    (knöcherne Deformierungen können auch durch Umzeichnung der Konturen des Stempelschemas dargestellt werden)

6 ❘ Verletzung oder entzündliche Veränderungen der Haut oder tieferer Gewebeschichten

Beispiel:

W = Wunde
A = Abszeß
Ph = Phlegmone
F = Fistel
N = Narbe

7 ▬ Kontinuitätstrennung von Geweben

Beispiel: Fr   = Fraktur
            Amp   = Amputation (mit Angabe der Stumpflänge) ⏐ 20 cm

Palpation

8 ● Druckpunkt; Gewebsresistenz

Beispiel: ●! (blau)   = Schmerzhafte Resistenz („trigger point")
            ○   = Fraglicher Druckpunkt, fragliche Resistenz
            ● (rot)   = Muskel-, Sehnenansätze, Myogelosen („trigger points")

9 ⧚	**Blau:** Sensibilitätsstörung (mit Angabe von Segment oder Nerv)
⧚	**Rot:** Myalgien

Beispiel: ⧚   **L5** = Parästhesie (im Segment L5)

⧚   **+** = Hyperästhesie

⧚   **–** = Hypästhesie

⧚   **!** = Hyperalgesie

⧚   **∅** = Analgesie

Bewegungsprüfung

10 ⟶	Bewegungsrichtung

Sagittalebene: ↑ = Flexion
(dorsal – ventral)   (Ventralflexion)

↓ = Extension
     (Dorsalflexion)

Frontalebene: ← = Adduktion
(medial – lateral)   (Pfeil zum Körper)

→ = Abduktion
     (Pfeil vom Körper weg)

Transversalebene: ↶ = Innenrotation, Pronation
          (Pfeil zum Körper)

↷ = Außenrotation
     (Pfeil vom Körper weg)

Messungen an den peripheren Gelenken

Alternative Möglichkeiten der Messung der Gelenkbeweglichkeit sind:

1. 1- bis 3mal – oder **+**:
mäßig, stark, sehr stark eingeschränkt bzw. vermehrt.
2. Angabe des eingeschränkten (fehlenden) Bewegungsraums,
z. B. – $1/3$.
3. Angabe in Winkelgraden nach der Neutral-0-Methode.

Die **Neutral-0-Methode** (*Cave* u. *Roberts*, zit. nach *Debrunner*) mißt die Gelenkbeweglichkeit von der anatomischen Normalstellung aus: aufrechter Stand mit parallel stehenden Füßen, hängenden Armen, Daumen nach vorn gerichtet, Blick geradeaus.

Gemessen wird aus der Nullstellung in der

- Sagittalebene (Flexion/Extension),
- Frontalebene (Abduktion/Adduktion),
- Transversalebene (Außen-/Innenrotation),

in der Reihenfolge:

1. vom Körper wegführende Bewegungen (Flexion, Abduktion, Außenrotation),
2. Rückführung zur Nullstellung,
3. Weiterführung über die Nullstellung hinaus in die Gegenrichtung.

Beispiel: Normalmaße am Schultergelenk
Flexion/Extension 180°–0°–45°
Abduktion/Adduktion   180°–0°– 45°
Außen-/Innenrotation   60°–0°– 90°

Wird die Nullstellung durch eine Bewegungseinschränkung verschoben, dann steht die Null entweder vor oder hinter den gemessenen Winkelgraden.

Beispiel: Bewegungseinschränkung im Hüftgelenk
Flexion/Extension   100°–10°–0°
Abduktion/Adduktion   20°– 0°– 20°
Außen-/Innenrotation   15°– 0°– 10°

Messung der Wirbelbeweglichkeit

Die **Wirbelstellung** wird verbal aufgezeichnet.

↑ = Ventralflexion   ↓ = Dorsalflexion

⇆ = Links- bzw. Rechtsneigung

↶ = Linksrotation   ↷ = Rechtsrotation

Bewegungsgrade: 0 = Bewegung aufgehoben
1 = stark eingeschränkt
2 = leicht eingeschränkt
3 = normal
4 = hypermobil

Muskeln

Bezeichnung des Muskels durch seine Anfangsbuchstaben, z. B. ↑ Bi = M. biceps
↓ Ext. dig. = M. extensor digitorum
Bewegung gegen Widerstand = ↓

Zeichen für Veränderungen des physiologischen Zustands

Verkürzter Muskel durch ein Kreuz im Pfeil, z.B.:

⤲ **Ps** = verkürzter M. psoas
K = Kontraktur
S = Spastizität

Messung der Muskelkraft (nach *Kendall* u. *Kendall*)

5 = normal (voller Bewegungsumfang gegen starken Widerstand)
4 = gut (voller Bewegungsumfang gegen mäßigen Widerstand)
3 = schwach (voller Bewegungsumfang gegen die Schwerkraft ohne Widerstand)
2 = sehr schwach (aktive Bewegung bei aufgehobener Schwerkraft)
1 = Spur (fühlbare Muskelanspannung ohne Bewegungseffekt)
0 = Null (keine Kontraktion)

Abb. 4.4 Beispiel einer Befundaufzeichnung. Die rot zu kennzeichnenden Muskelbefunde sind hier grau wiedergegeben.
Diagnose: Skoliose/Zervikalsyndrom rechts.

Befund: Vor- und Rückneigen des Kopfes um je $1/2$ eingeschränkt, schmerzhaft.
Rechtsdrehen $1/3$ eingeschränkt, schmerzhaft.
Rechtsneigen $2/3$ eingeschränkt, sehr schmerzhaft.
Druckschmerz über dem re. Querfortsatz von C 2.
Druckschmerz über beiden Querfortsätzen C 6.
Druckschmerz über Dornfortsatz C 7.
C 2 blockiert bei Rechtsrotieren und Linksneigen.
C 6 blockiert beim Rückwärtsneigen.
Rechte Schulter-, Ellenbogen und Handgelenk o. B.
Hyperaesthesie im Segment C 6.
Parese der Kennmuskeln von C 6.
(Bizeps und Brachioradialis).
Myalgie des linken Trapeziusrandes.
Tripelskoliose, rechtskonvex HWS, linkskonvex im Bereich D 4–D 12 mit Rippenbuckel 2. Grades links.
Hyperlordose der LWS.
Druckschmerz über den Querfortsätzen von L 5 bds.
Beckentiefstand rechts von 1 cm.
Beugung in der Lendenwirbelsäule etwas eingeschränkt.

Zu- u. Vorname   Li   RE   Befund am:

geb.

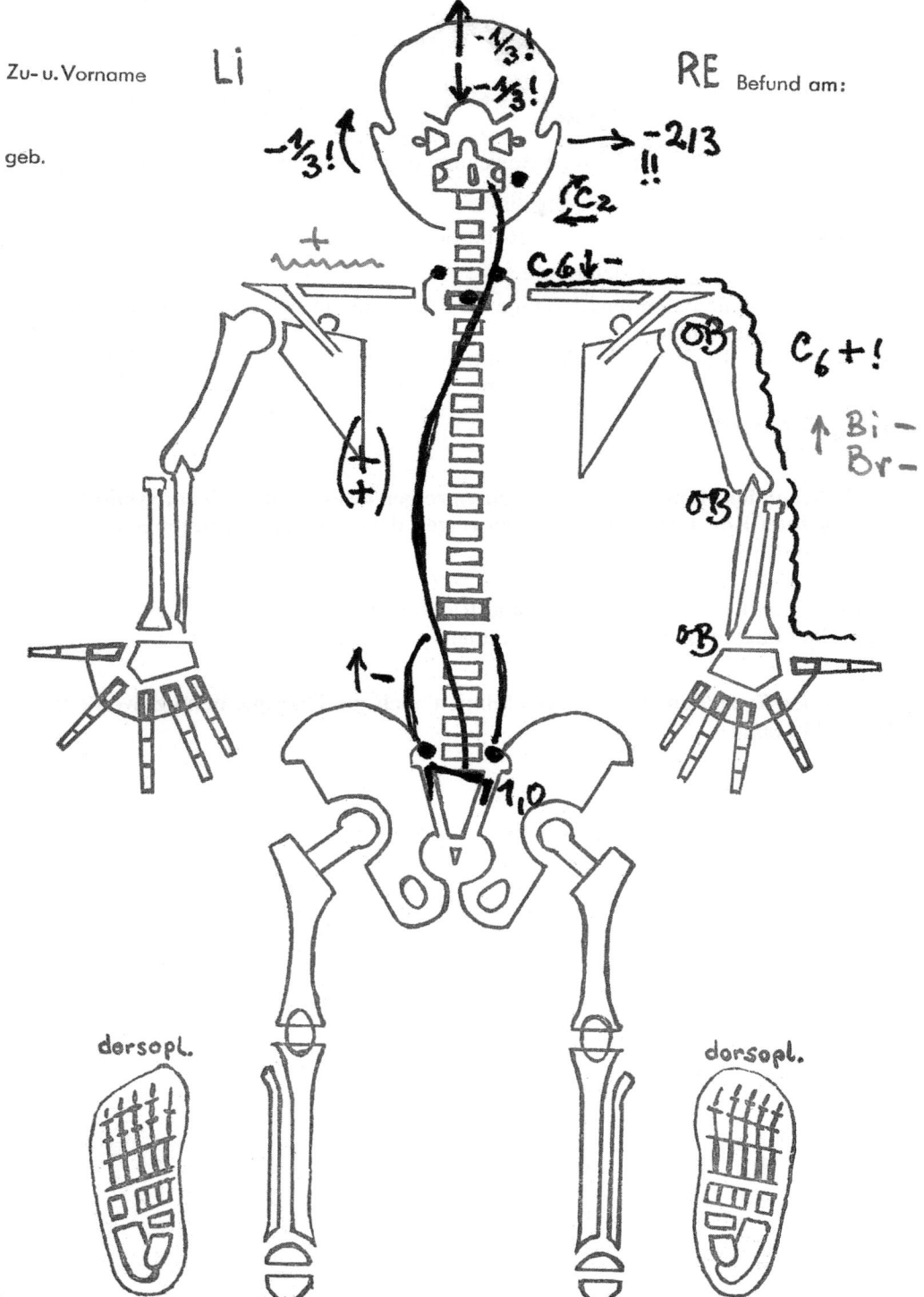

4.4

4.4 Technische Anleitung zur Interpretation der Untersuchungsbilder an den Extremitäten

In Kap. 5 bis 11 und 14 bis 23 des Buches wurden folgende Funktionssymbole verwendet:

● = Fixationspunkt

↑ = Richtungspfeil einer aktiven Bewegung des Untersuchers oder des Patienten

  ↑ = Flexion,   ↓ = Extension
  → = Lateralflexion, ⤵ = Rotation

↑̄ = Bewegung gegen Widerstand

↕ = Doppelpfeile bedeuten, daß eine Testbewegung in beiden entgegengesetzten Richtungen untersucht werden soll.
Bei allen druckentlastenden Traktionen sollte immer auch eine Kompression als Schmerzprovokationstest erfolgen

⊶P = Taststelle bei der Palpation

Symbole auf den Händen des Therapeuten zeigen dessen Tätigkeit an, Symbole auf dem untersuchten Körperteil des Patienten zeigen dessen aktive Bewegungen an (z. B. bei Widerstandstests).

Konkavgleiten/Konvexgleiten = gibt die Richtung an, in die ein Wirbelkörper beim Seitneigen die obligate Begleitrotation (Coupled patern) ausführt.

Alle Testgriffe an den Extremitäten können auch zur Therapie benutzt werden: Test = Therapie

5 Untersuchung der Hand- und Fingergelenke

Untersuchungsprogramm

Die in diesem Buch beschriebenen Untersuchungsteile sind – wie auch in den entsprechenden Übersichten in den folgenden Kapiteln – hervorgehoben.

---

1 Inspektion
— Form- und Stellungsänderungen
— Konturveränderungen
— Haut- und Nagelveränderungen

---

2 Aktive und passive Handgelenk- und Fingerbewegungen
— Handgelenkbewegungen in 2 Ebenen
— Fingerbewegungen in 2 Ebenen
— Daumenbewegungen

---

3 Palpation der Hand (Abb. 5.1–5.3)

4 Translatorische Gelenktests
— Fingergelenke (Abb. 5.4, 5.5)
— Daumensattelgelenk (Abb. 5.6, 5.7)
— Mittelhandgelenke II–IV (Abb. 5.8–5.11)
— Handgelenk (Abb. 5.12)
— Handwurzelgelenke (Abb. 5.13–5.24)

---

5 Widerstandstests der Hand- und Fingermuskeln
— Handgelenkmuskeln
— Fingermuskeln
— Daumenmuskeln

5.1 Palpation der Hand

Palpation von radial (Abb. 5.1)

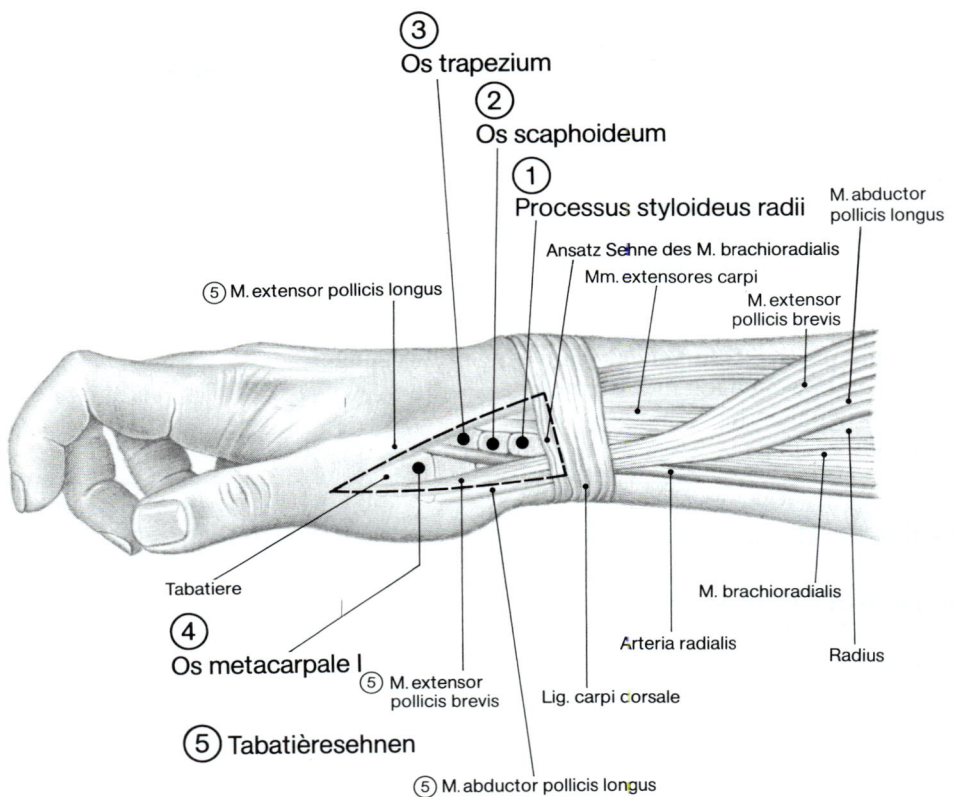

③
Os trapezium

②
Os scaphoideum

①
Processus styloideus radii

M. abductor
pollicis longus

Ansatz Sehne des M. brachioradialis

Mm. extensores carpi

M. extensor
pollicis brevis

⑤ M. extensor pollicis longus

M. brachioradialis

Tabatiere

④
Os metacarpale I

⑤ M. extensor
pollicis brevis

Lig. carpi corsale

Arteria radialis

Radius

⑤ Tabatièresehnen

⑤ M. abductor pollicis longus

5.1 (aus: *Frisch, H.:* Programmierte Untersuchung des Bewegungsapparates. 6. Aufl. Springer, Berlin-Heidelberg 1995)

Die „**Tabatière**" (Snuf-box) an der radialen Handkante und die **Palpation des 1. Mittelhandgelenks** (Daumen). Darstellung der Tabatièresehnen bei Abduktion des Daumens in der Ebene der Handfläche.
Palpationspunkte von proximal nach distal sind:
- Processus styloideus radii ①
- Os scaphoideum ②
- Os trapezium ③
- Os metacarpale I ④
Die Begrenzung der Tabatière (Tabatière-Sehnen) geschieht durch:
- Ext. poll. longus ⑤
- Ext. poll. brevis ⑤
- Abd. poll. longus ⑤

Palpation von ulnar (Abb. 5.2)

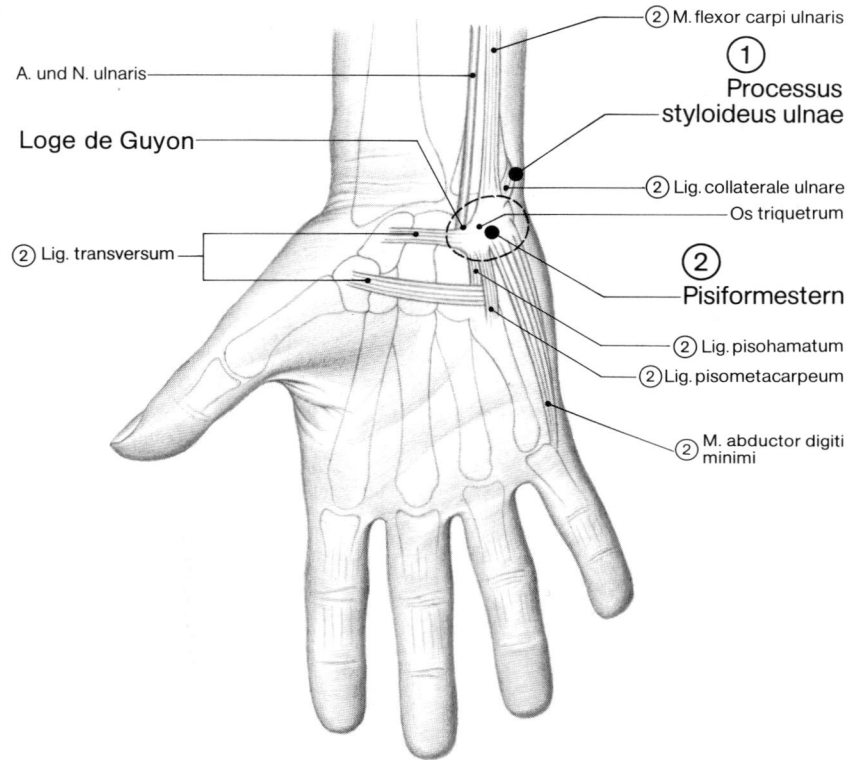

5.2 (aus: *Frisch, H.:* Programmierte Untersuchung des Bewegungsapparates. 6. Aufl. Springer, Berlin-Heidelberg 1995)

Der **„Pisiforme Stern"** an der ulnaren Handkante.
Untersucht werden:
- Proc. styloideus ulnae als Orientierungspunkt ①
- Os pisiforme-Bänder („Pisiforme-Stern") distal-volar des Proc. styloideus ulnae ②
  - Lig. collaterale ulnare ②
  - Lig. transversum ②
  - Lig. pisohamatum ②
  - Lig. pisometacarpeum ②

Die muskuläre Steuerung (Fixation) erfolgt durch
- Flexor carpi ulnaris ②
- Abductor digiti minimi ②

Vergleiche die Beweglichkeit des Os pisiforme bei in Flexion hängender Hand mit der Fixation bei Abduktion und Flexion des Kleinfingers.
- Loge de Guyon lateral vom Pisiforme-Stern mit A. und N. ulnaris
  (Engpaßsyndrom möglich, „Radfahrerlähmung)

Palpation von dorsal (Abb. 5.3)

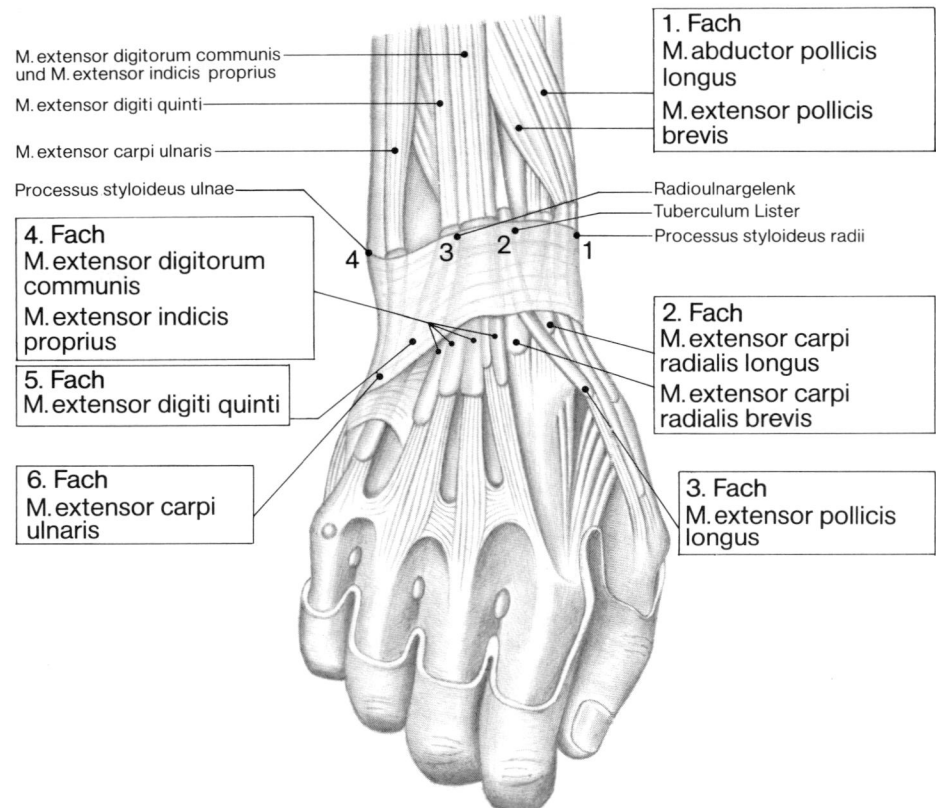

M. extensor digitorum communis
und M. extensor indicis proprius

M. extensor digiti quinti

M. extensor carpi ulnaris

Processus styloideus ulnae

1. Fach
M. abductor pollicis
longus
M. extensor pollicis
brevis

Radioulnargelenk
Tuberculum Lister
Processus styloideus radii

4. Fach
M. extensor digitorum
communis
M. extensor indicis
proprius

4   3   2   1

5. Fach
M. extensor digiti quinti

2. Fach
M. extensor carpi
radialis longus
M. extensor carpi
radialis brevis

6. Fach
M. extensor carpi
ulnaris

3. Fach
M. extensor pollicis
longus

5.3 (aus: *Frisch, H.:* Programmierte Untersuchung des Bewegungsapparates. 6. Aufl. Springer, Berlin-Heidelberg 1995)

Zu tasten sind die **Muskeln für Streckung und Abduktion der Hand** sowie die Daumen- und Fingerstrecker in 6 Sehnenfächern.
Getestet werden kann:
- die Beweglichkeit
- die Muskelkraft bei Widerstand
- Schmerz bei Bewegung im Gleitlager (Tendovaginitis)
- Schmerz bei Widerstand (Insertionstendopathie)

5.2 Translatorische Gelenktests der Fingergelenke

Test 1:   Traktion und Kompression
Test 2/3: Volar- und Dorsalgleiten
Test 4/5: Ulnar- und Radialgleiten

Mit den beschriebenen Tests können die Grund-, Mittel- und Endgelenke der Finger
untersucht werden.

Test 1:   Traktion und Kompression der Fingergelenke (Abb. 5.4 a, b)

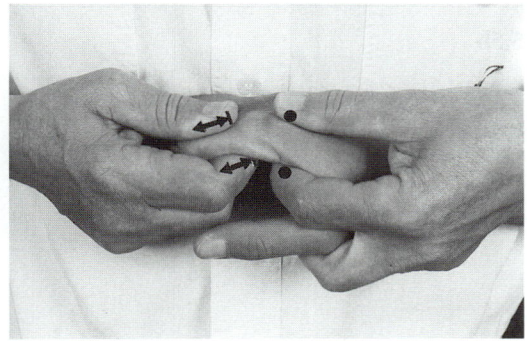

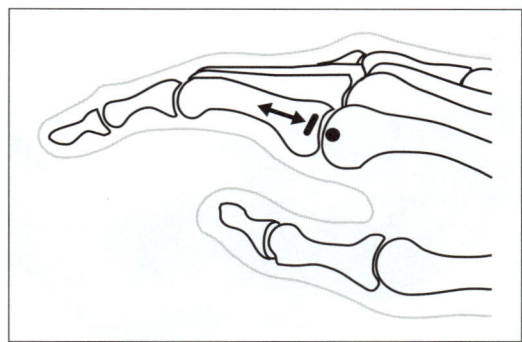

5.4a   **5.4b**

Ausgangsstellung: Flexion des Gelenks
- **Fixationshand**: am Metakarpalköpfchen
- **Mobilisationshand**: faßt die Phalanxbasis

Ausführung: Stufenweise Traktion:
- Lösen der Gelenkpartner
- Straffen der Gelenkkapsel
- Dehnen der Gelenkkapsel

Test 2–5: Volar-, Dorsal- und Radial-Ulnargleiten in den Fingergelenken (Abb. 5.5 a–c)

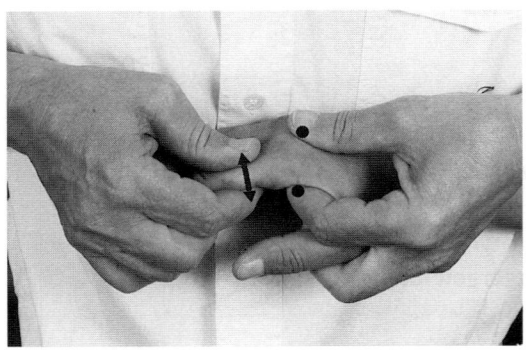

5.5a

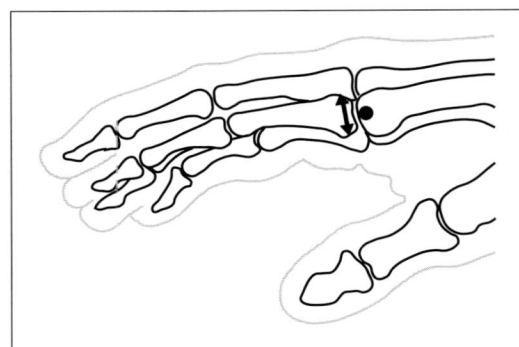

5.5b

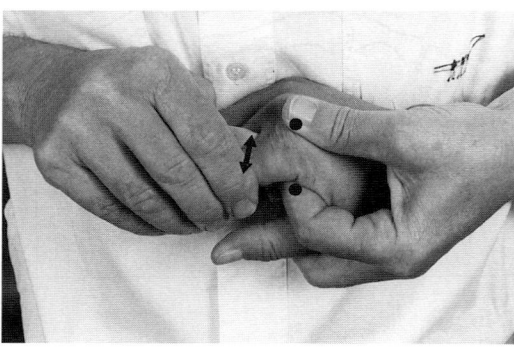

5.5c

Ausgangsstellung wie bei Test 1.

Ausführung:
- Lösen der Gelenkpartner
- Nacheinander Gleiten nach volar-dorsal (Abb. 5.5a) und radial-ulnar (Abb. 5.5b)

Der Befund wird mit der anderen Hand verglichen. Auftreten von Schmerz und/oder Bewegungseinschränkung.

5.3 Translatorische Gelenktests des Daumensattelgelenks (Karpometakarpalgelenk I)

Test 1:   Traktion und Kompression
Test 2/3: Dorsal- und Volargleiten
Test 4/5: Radial- und Ulnargleiten

Test 1:   Traktion und Kompression des Daumensattelgelenks (Abb. 5.6 a–c)

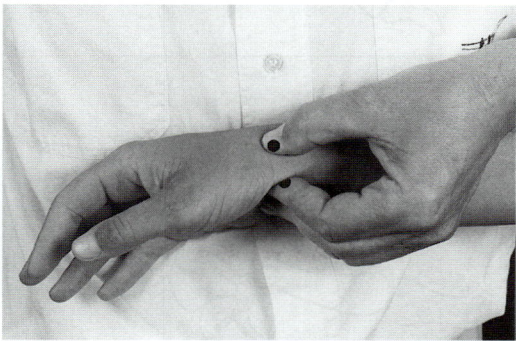

5.6a

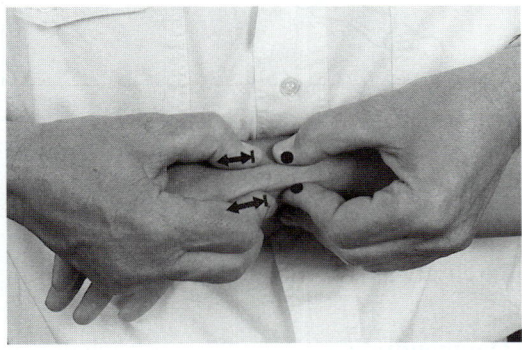

5.6b

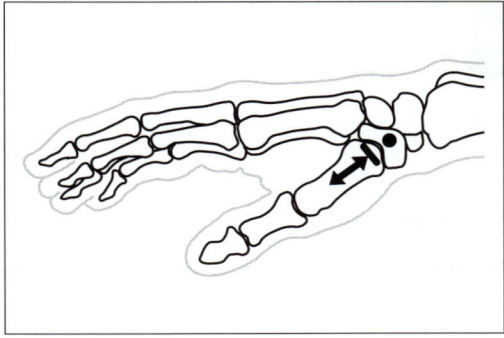

5.6c

Ausgangsstellung:
- die **Fixationshand** greift das Trapezium
- die **Mobilisationshand** faßt die Metakarpalbasis

Ausführung: stufenweise Traktion nach distal (lösen, straffen, dehnen).

Test 2–5: Dorsal-, Volar-, Radial- und Ulnargleiten im Daumensattelgelenk
(Abb. 5.7 a–d)

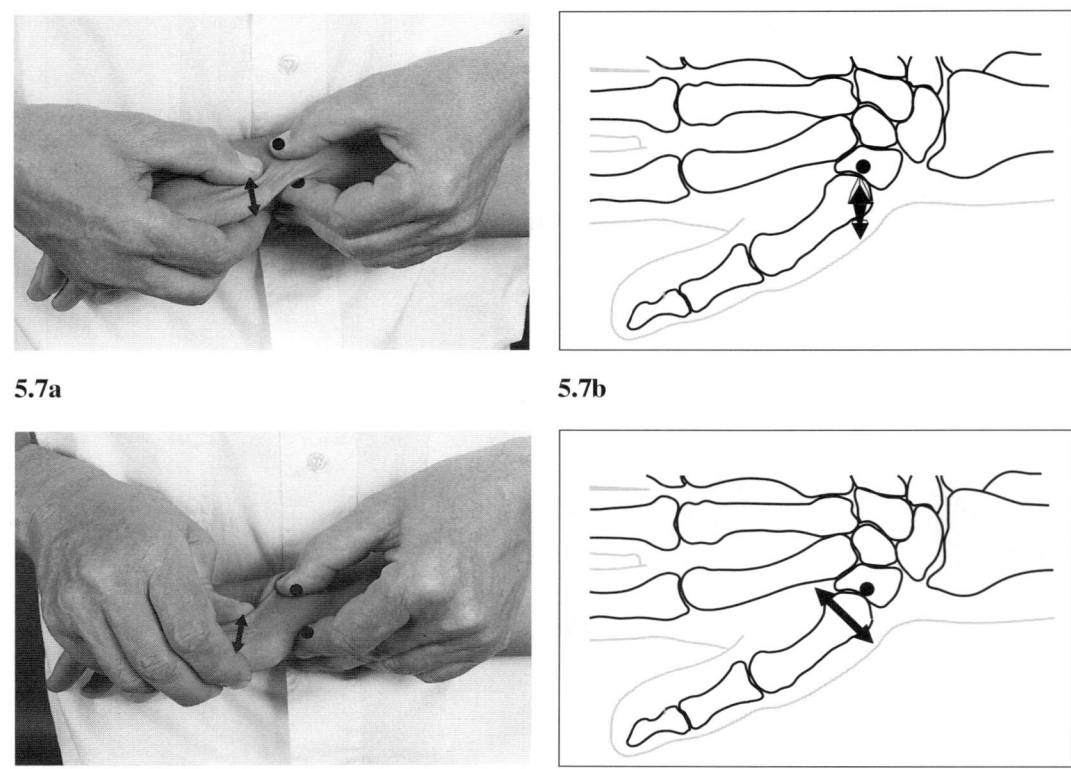

5.7a   5.7b

5.7c   5.7d

Ausgangsstellung wie bei Test 1.

Ausführung: Nach Lösen der Gelenkflächen durch etwas Traktion Gleiten nach dorsal, volar, radial und ulnar.

Anmerkung: Ausgiebige **Funktionsbewegung (Daumendrehen)**. Beim Gleiten nach dorsal und volar ist der fixierte Teil, das Trapezium (der „Sattel"), konkav geformt, der bewegte Teil (die Basis des Metakarpale I, (der „Reiter") konvex.
Beim Gleiten nach radial und ulnar ist der fixierte Teil, das Trapezium (der „Sattel") konvex geformt, der bewegte Teil, die Basis des Metakarpale I (der „Reiter") konkav.

Eine absichtliche **Umkehrung von Konvex- und Konkavgleiten führt zur Bewegungseinschränkung** und demonstriert den enormen Unterschied in der Beweglichkeit bei physiologischem und unphysiologischem Gleiten.

5.4 Translatorische Gelenktests der Mittelhandgelenke II–V

Test 1:   Traktion und Kompression der Karpo-Metakarpalgelenke
Test 2:   Dorsovolargleiten in den Karpo-Metakarpalgelenken
Test 3:   Dorsovolargleiten in den Intermetakarpalgelenken der Metakarpalbasen
Test 4:   Dorsovolargleiten in den intermetakarpalen Syndesmosen der Metakarpalköpfchen

---

Test 1:   Traktion und Kompression der Karpo-Metakarpalgelenke (Abb. 5.8 a,b)

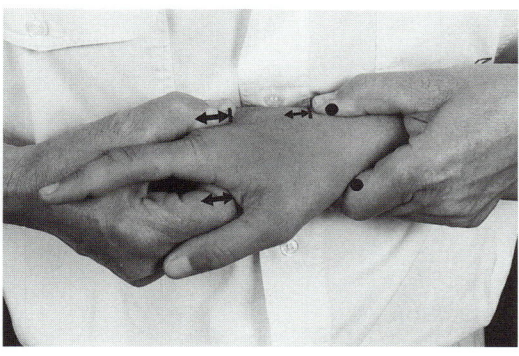

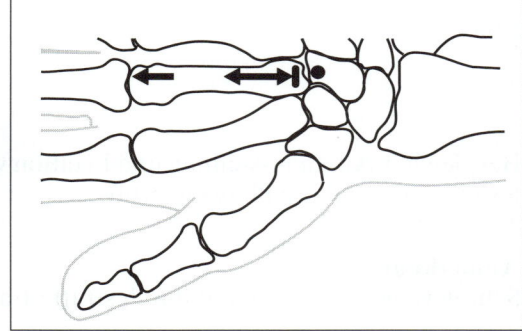

5.8a   **5.8b**

Ausgangsstellung: Geringe Dorsalflexion der Hand.
Die **Fixationshand** hält die untersuchte Hand mit der Ulnarkante am Körper des Therapeuten und fixiert außerdem bei Traktion des:

Metakarpale II   – das Trapezoideum
Metakarpale III   – das Capitatum (Abb. 5.8 a, b)
Metakarpale IV + V   – das Hamatum

Ausführung:
Die **Mobilisationshand** faßt jeweils das zugehörige Metakarpalköpfchen II, III, IV oder V und führt den Traktionszug nach distal oder eine Kompression nach proximal aus.

Test 2:   Dorsovolargleiten in den Karpometakarpalgelenken II–V (Abb. 5.9 a,b)

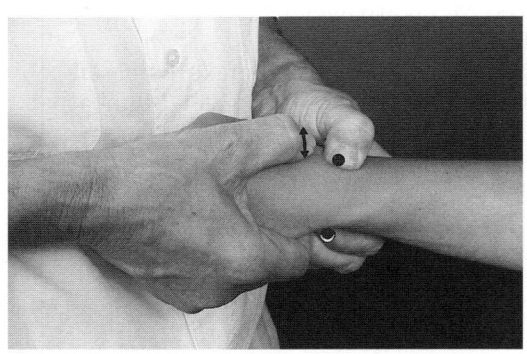
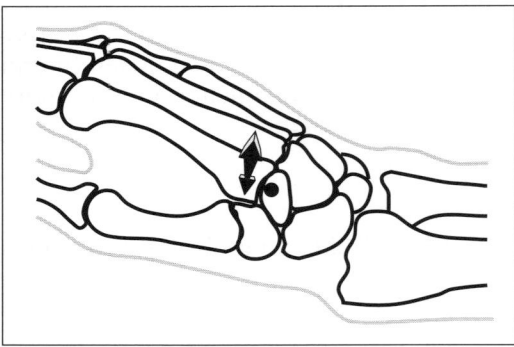

5.9a   **5.9b**

Bei gleicher Ausgangsstellung und Fixation wie bei Test 1 wird das Dorso-Volargleiten der jeweiligen Metakarpalbasis geprüft.

Anmerkung:
Sehr geringe Beweglichkeit durch straffe Bänderfixation.

Test 3:   **Dorsovolargleiten in den Intermetakarpalgelenken der Metakarpalbasen II–V** (Abb. 5.10 a,b)

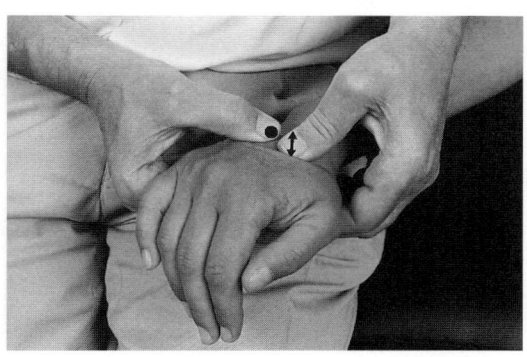

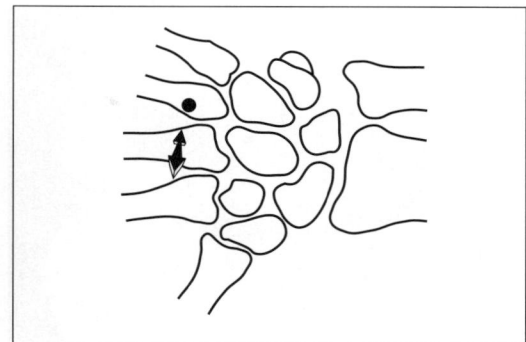

5.10a   **5.10b**

Ausgangsstellung:
Untersuchte Hand in geringer Dorsalflexion. Der Therapeut greift von proximal oder distal zwei benachbarte Metakarpalbasen.

Ausführung:
Ein Knochen wird jeweils **fixiert, die benachbarte Metakarpalbasis nach dorsal und volar bewegt.**

Anmerkung:
Die proximalen Intermetakarpalgelenke sind nur minimal beweglich.

Test 4:   Dorsovolargleiten in den intermetakarpalen Syndesmosen der Metakarpalköpfen II–V (Abb. 5.11 a–c)

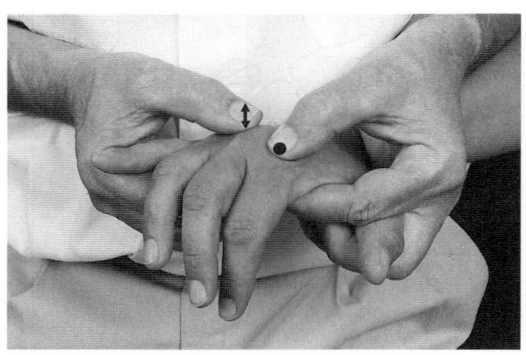

5.11a

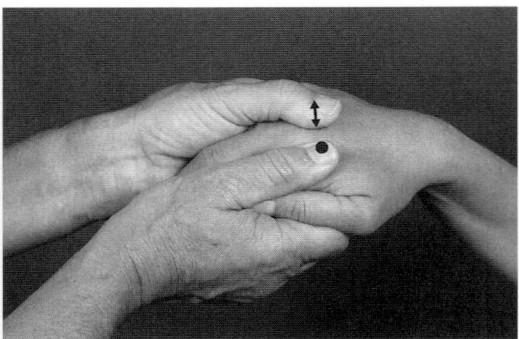

5.11b

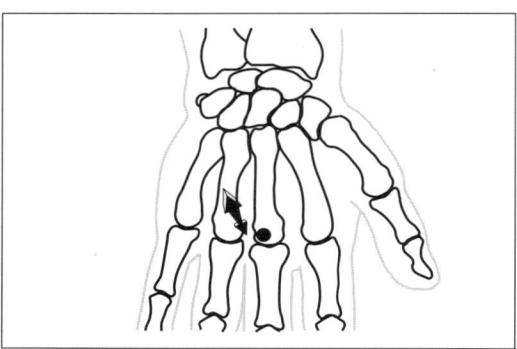

5.11c

Ausgangsstellung:
Untersuchte Hand in geringer Dorsalflexion. Der Therapeut greift von proximal (a) oder distal (b) zwei benachbarte Metakarpalköpfchen.

Ausführung: wie Test 3: Ein Knochen wird jeweils fixiert, der daneben liegende nach dorsal bzw. volar bewegt.

Anmerkung:
Die intermetakarpalen Syndesmosen am distalen Ende der Mittelhandknochen sind ausgiebig beweglich. Getestet werden dabei die Ligg. metacarpea transversa.

5.5 Translatorische Gelenktests des Handgelenks

Test 1:   Traktion und Kompression
Test 2/3: Volar- und Dorsalgleiten
Test 4/5: Ulnar- und Radialgleiten

Test 1–5: Traktion/Kompression und Gleitbewegungen der Handwurzel im
          Handgelenk (Abb. 5.12 a–f)

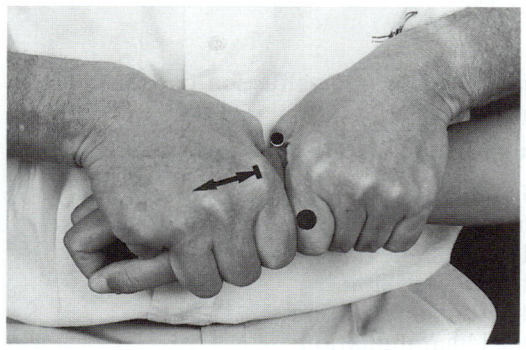

5.12a/Test 1

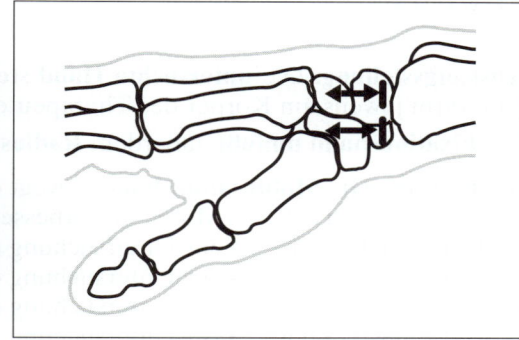

5.12b

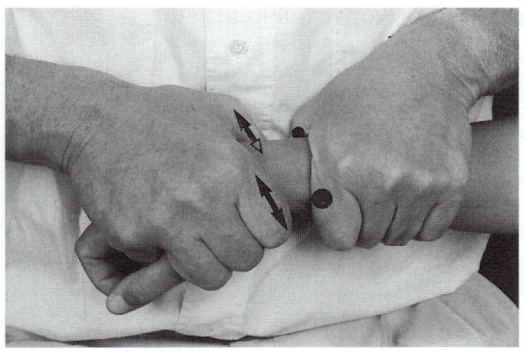

5.12c/Test 2/3

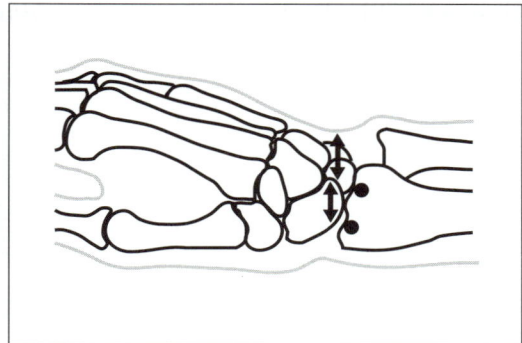

5.12d

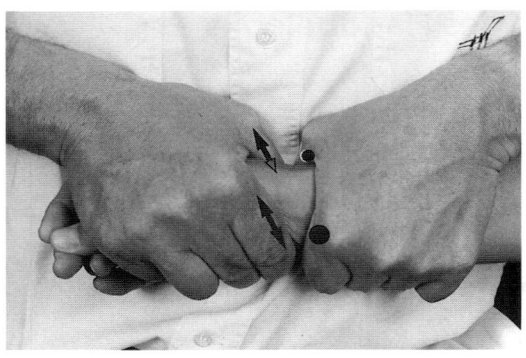 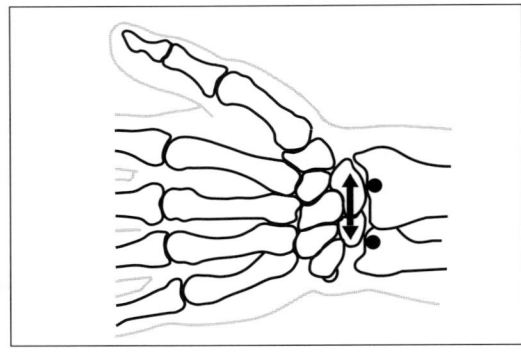

5.12e/Test 4/5   **5.12f**

Ausgangsstellung: Die **untersuchte Hand steht in leichter Dorsalflexion** und ist mit dem Unterarm jeweils am Körper des Therapeuten fixiert.

Die **Fixationshand umfaßt** außerdem **Radius und Ulna** in Höhe der Proc. styloidi

Ausführung: Die **Mobilisationshand** bewegt die untersuchte Hand bei
a Test 1: nach distal   → Mobilitätsverbesserung?/Schmerzerleichterung?
c Test 2: nach volar   → zur Untersuchung der Dorsalflexion
   Test 3: nach dorsal → zur Untersuchung der Volarflexion
e Test 4: nach ulnar   → zur Untersuchung der Radialabduktion
   Test 5: nach radial → zur Untersuchung der Ulnarabduktion

Anmerkung:
Die **Funktionsbewegungen** nach volar, dorsal, ulnar und radial werden jeweils **durch Gleitbewegungen in die entgegengesetzte Richtung** getestet (Konvexgleiten!).

5.6 Translatorische Gelenktests der Handwurzelgelenke

In der Handwurzel wird die Beweglichkeit und die Schmerzhaftigkeit anhand von kleinen Dorsovolarbewegungen der Handwurzelknochen gegeneinander getestet. Die **Untersuchung** erfolgt **in 3 Gruppen. Bei den genannten Tests wird jeweils der erstgenannte Gelenkpartner fixiert, der zweite bewegt**.

Kreisbogen um das fixierte Capitatum:
Test 1:   Dorsovolargleiten zwischen Capitatum und Trapezii
Test 2:   Dorsovolargleiten zwischen Capitatum und Scaphoideum
Test 3:   Dorsovolargleiten zwischen Capitatum und Lunatum
Test 4:   Dorsovolargleiten zwischen Capitatum und Hamatum

Radiale Handkante:
Test 5:   Dorsovolargleiten zwischen Scaphoideum und Trapezii
Test 6:   Dorsovolargleiten zwischen Radius und Scaphoideum
Test 7:   Dorsovolargleiten zwischen Radius und Lunatum

Ulnare Handkante:
Test 8:   Dorsovolargleiten zwischen Ulna und Triquetrum
Test 9:   Dorsovolargleiten zwischen Hamatum und Triquetrum
Test 10:   Dorsovolargleiten zwischen Triquetrum und Pisiforme

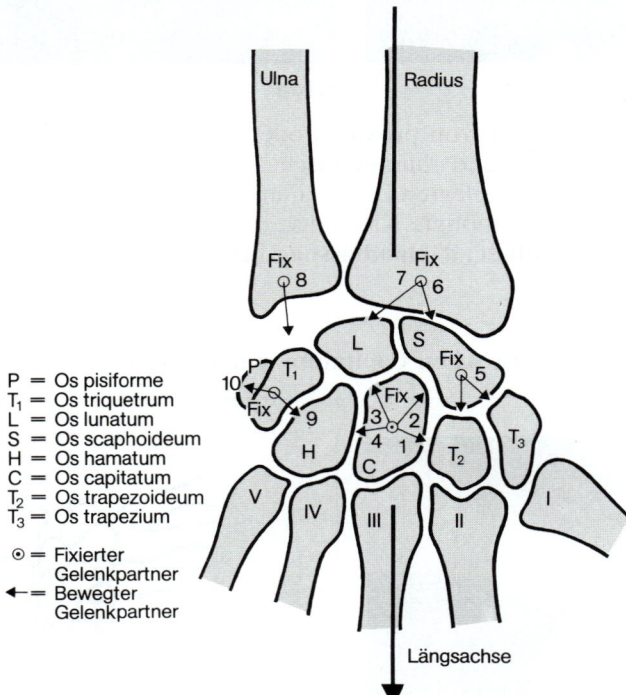

Abb. 5.13 Translatorische Gelenktests der Handwurzel (Der „Zehnertest") (nach *Kaltenborn) aus: Frisch, H.:* Programmierte Untersuchung des Bewegungsapparates. 6. Aufl. Springer, Berlin-Heidelberg 1995)

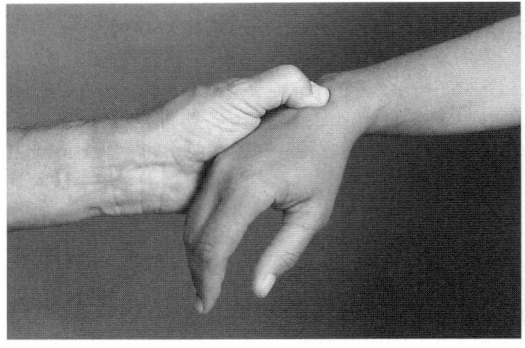
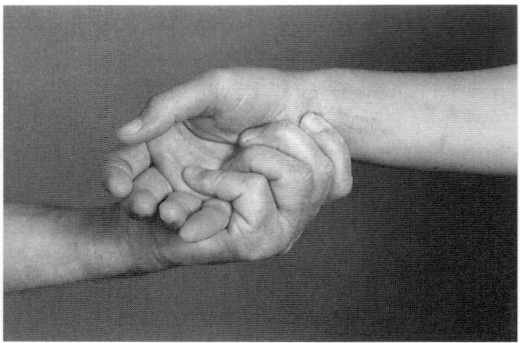

5.14a   **5.14b**

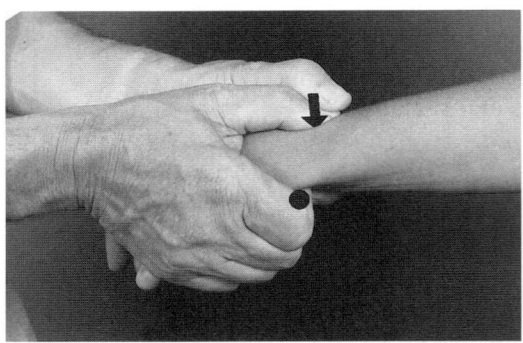
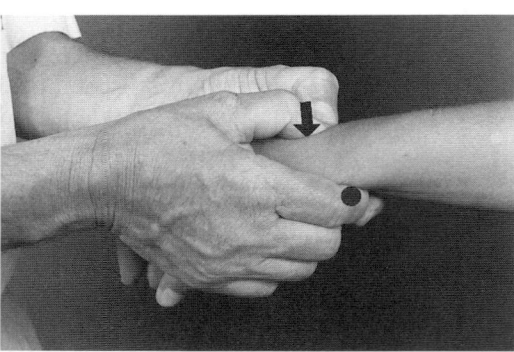

5.14c   **5.14d**

Abb. 5.14 a–d Die **Fixation** kann von proximal oder von distal erfolgen, wobei sich die Handfassung für diagnostische und therapeutische Anwendung unterscheidet. Bei der Therapie üben die übereinandergelegten Daumen und Zeigefinger jeweils gemeinsam die zur Mobilisation und Fixation benötigte Kraft aus.
a, b Handfassung für Testgriffe, c, d Handfassung für Therapie (proximale oder distale Fixation).

Test 1 :   Dorsovolargleiten zwischen Capitatum und Trapezii (Abb. 5.15 a,b)

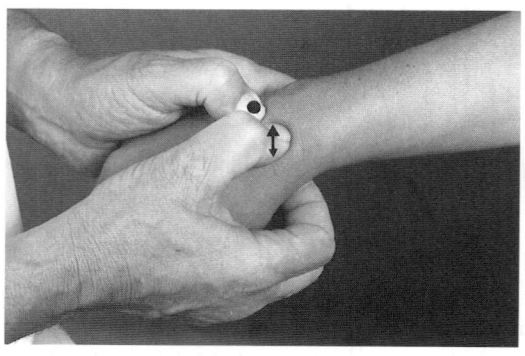
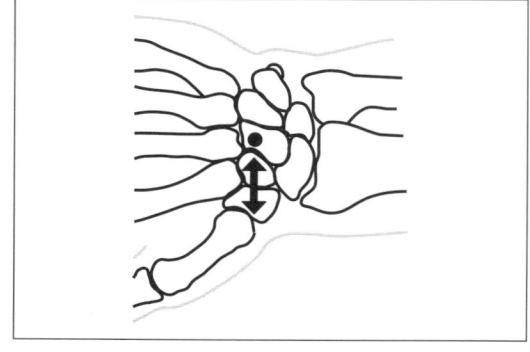

5.15a   **5.15b**

Test 2:   Dorsovolargleiten zwischen Capitatum und Scaphoideum (Abb. 5.16 a,b)

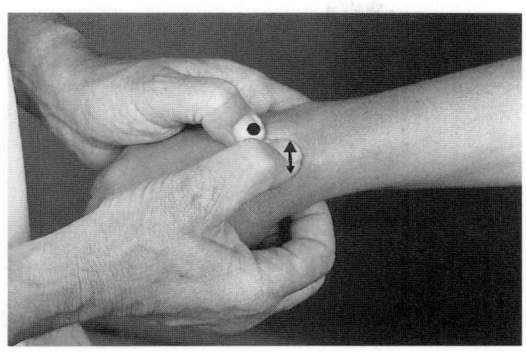

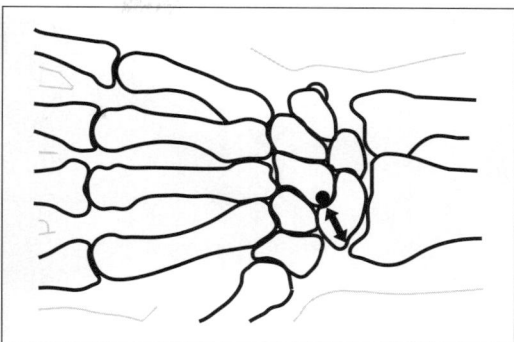

5.16a   **5.16b**

Test 3:   Dorsovolargleiten zwischen Capitatum und Lunatum (Abb. 5.17 a,b)

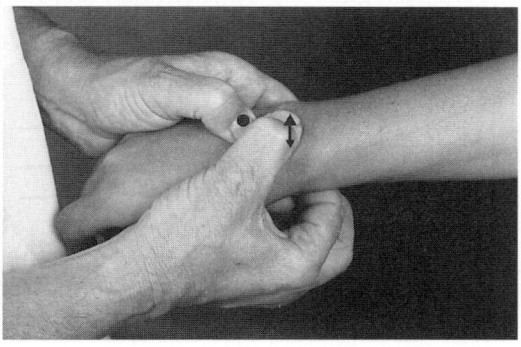

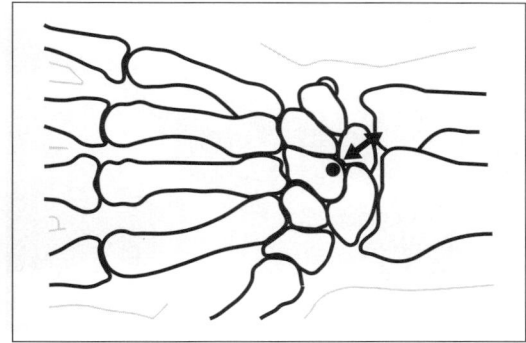

5.17a   **5.17b**

Test 4:   Dorsovolargleiten zwischen Capitatum und Hamatum (Abb. 5.18 a,b)

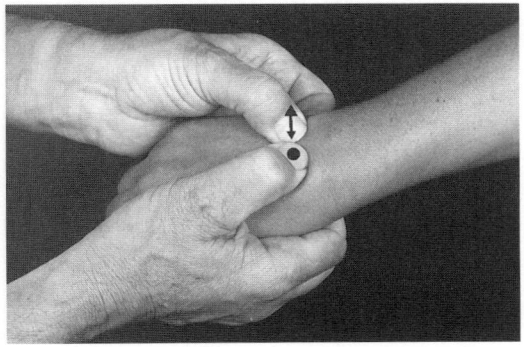

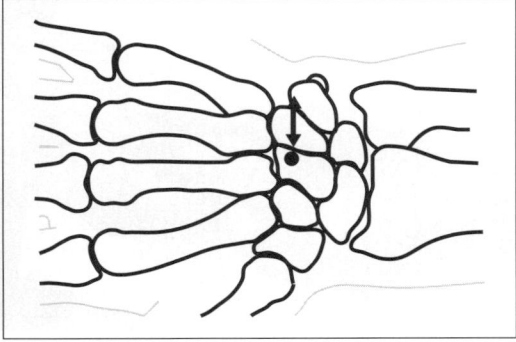

5.18a   **5.18b**

Test 5:   **Dorsovolargleiten zwischen Scaphoideum und Trapezii** (Abb. 5.19 a,b)

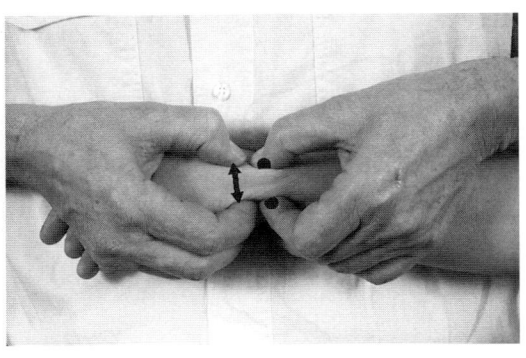 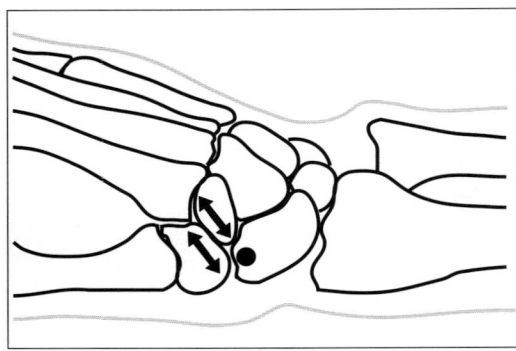

5.19a   **5.19b**

Test 6:   **Dorsovolargleiten zwischen Radius und Scaphoideum** (Abb. 5.20 a,b)

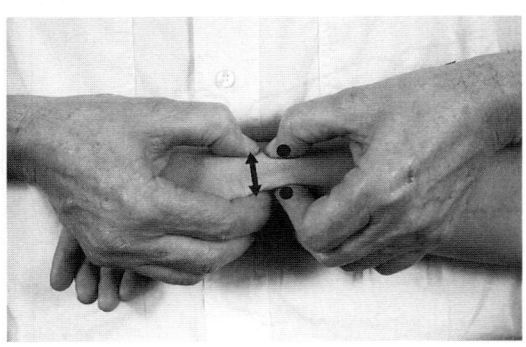 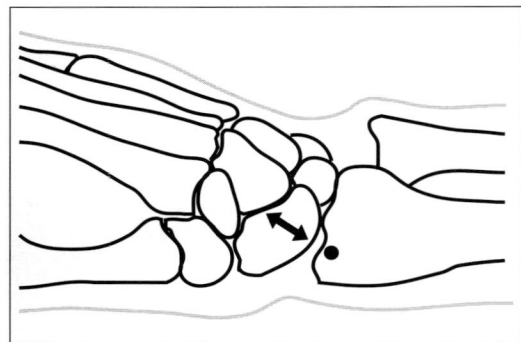

5.20a   **5.20b**

Test 7:   **Dorsovolargleiten zwischen Radius und Lunatum** (Abb. 5.21 a,b)

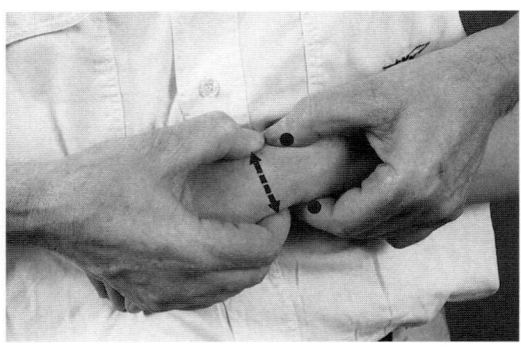 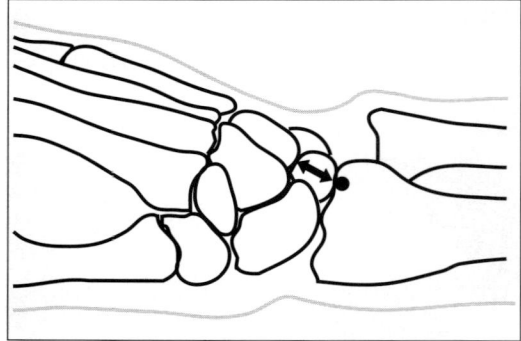

5.21a   **5.21b**

Test 8:   Dorsovolargleiten zwischen Ulna und Triquetrum (Abb. 5.22 a,b)

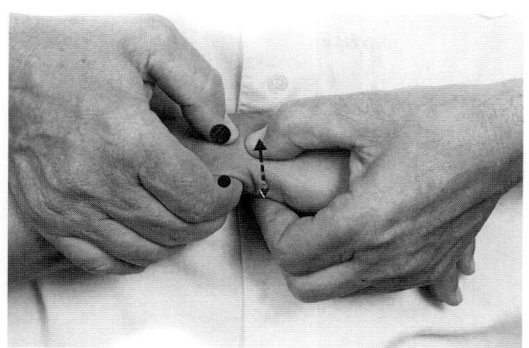

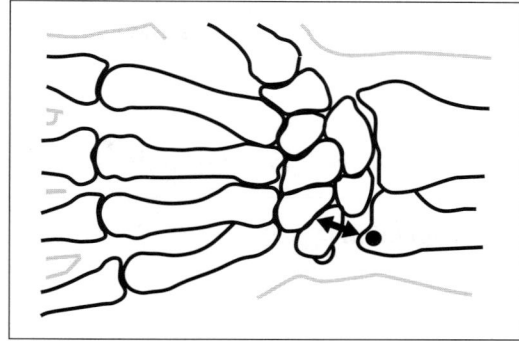

5.22a   **5.22b**

Test 9:   Dorsovolargleiten zwischen Hamatum und Triquetrum (Abb. 5.23 a,b)

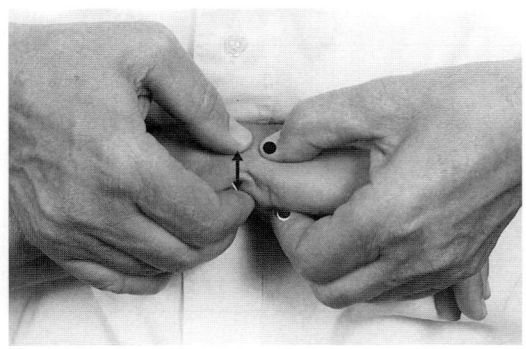

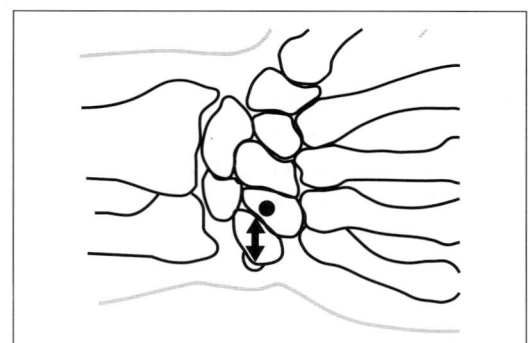

5.23a   **5.23b**

Test 10:   Dorsovolargleiten zwischen Triquetrum und Pisiforme (Abb. 5.24 a,b)

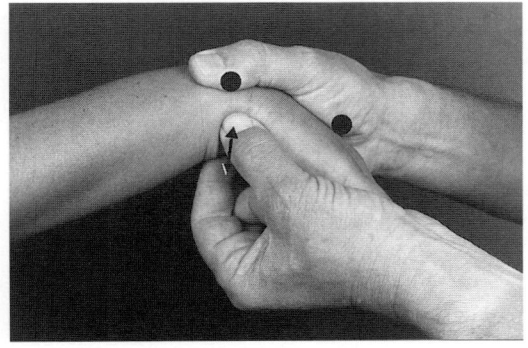

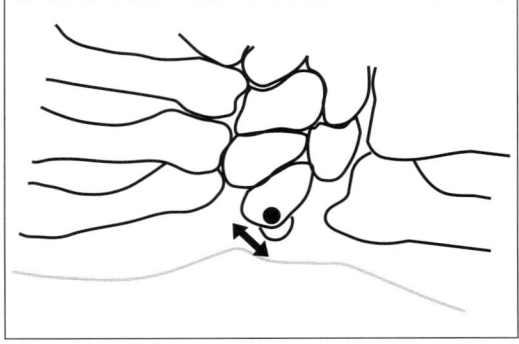

5.24a   **5.24b**

6 Untersuchung der Ellenbogengelenke und des Unterarms

Untersuchungsprogramm

1 Inspektion
— Gelenkstellung
— Gelenkkonturen
— Relief von Ober- und Unterarm

2 Aktive und passive Ellenbogenbewegungen
— Flexion – Extension
— Pro- und Supination
— Ab- und Adduktion (Stabilitätstest der Kollateralbänder)

3 Palpation des Ellenbogens (Abb. 6.2–6.4)

4 Translatorische Gelenktests
— Humeroradialgelenk (Abb. 6.5)
— Radioulnargelenk (Abb. 6.6)
— Humeroulnargelenk (Abb. 6.7, 6.8)

5 Widerstandstests der Ellenbogengelenkmuskeln
— Flexoren und Extensoren
— Pro- und Supinatoren

6.1 Kurzgefaßtes Untersuchungsschema der Ellenbogengelenke

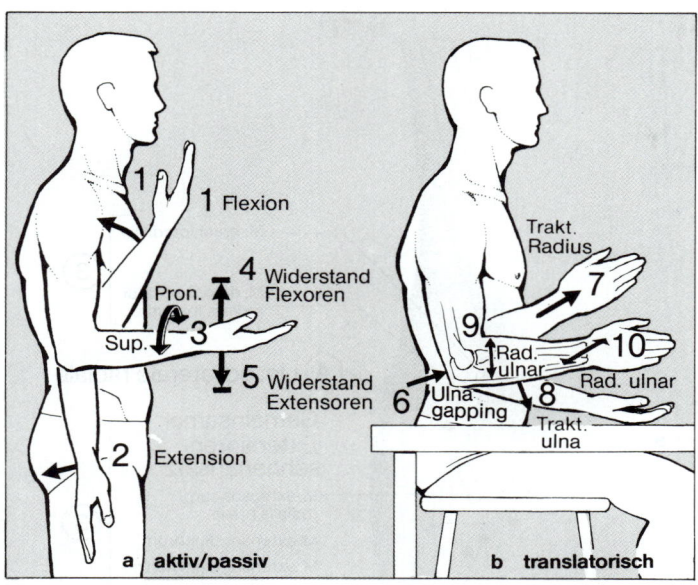

Abb. 6.1 Die 10 wichtigsten Bewegungstests (aus: *Frisch, H.:* Programmierte Untersuchung des Bewegungsapparates. 6. Aufl. Springer, Berlin-Heidelberg 1995)

1. **Flexion:** Anguläre Gleitbewegung, Endgefühl, Gelenkstabilität
2. **Extension** (Interpretation wie Flexion)
3. **Pro- und Supination:** Bewegungsausmaß, Endgefühl
4. **Widerstandstest** der Hand- und Fingerbeuger
5.   der Hand- und Fingerstrecker

Translatorische Gelenktests:

6. **Ulna gapping:** Ulnagleiten auf der Trochlea, Kollateralbändertest
7. **Traktion** im Humeroradialgelenk
8.   im Humeroulnargelenk
9. **Translatorisches Gleiten** im oberen Radioulnargelenk
10.   im unteren Radioulnargelenk

6.2 Palpation der Ellenbogenregion

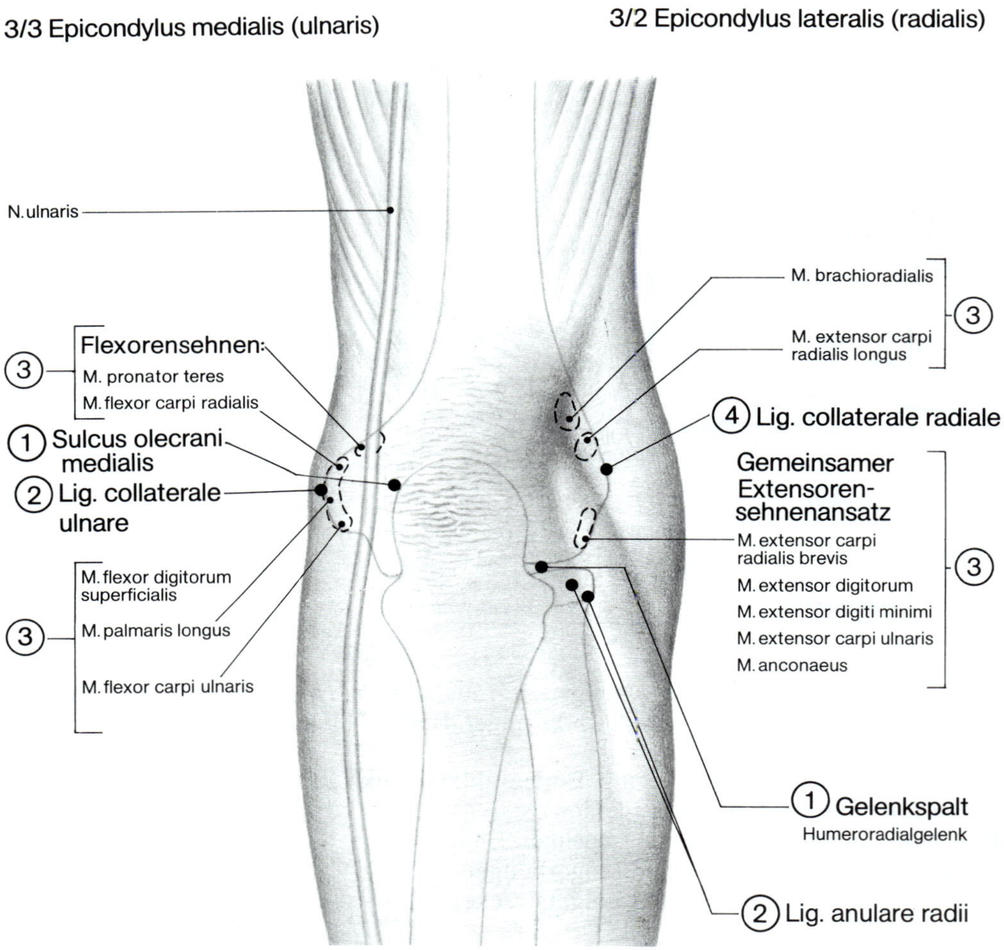

3/3 Epicondylus medialis (ulnaris)   3/2 Epicondylus lateralis (radialis)

Abb. 6.2 (aus: *Frisch, H.:* Programmierte Untersuchung des Bewegungsapparates. 6. Aufl. Springer, Berlin-Heidelberg 1995)

Die wichtigsten Palpationsregionen sind:

- **Epicondylus lateralis** (Abb. 6.2)
  — Gelenkspalt des Humoradialgelenkes ①
  — Ansatz des Lig. anulare radii ②
  — Ansätze der Streckermuskeln ③
  — Ansatz des radialen Kollateralbandes ④
- **Epicondylus medialis** (Abb. 6.2)
  — Sulcus olecrani medialis ①
  — Ansatz des ulnaren Kollateralbandes ②
  — Ansatz der Beugemuskeln ③

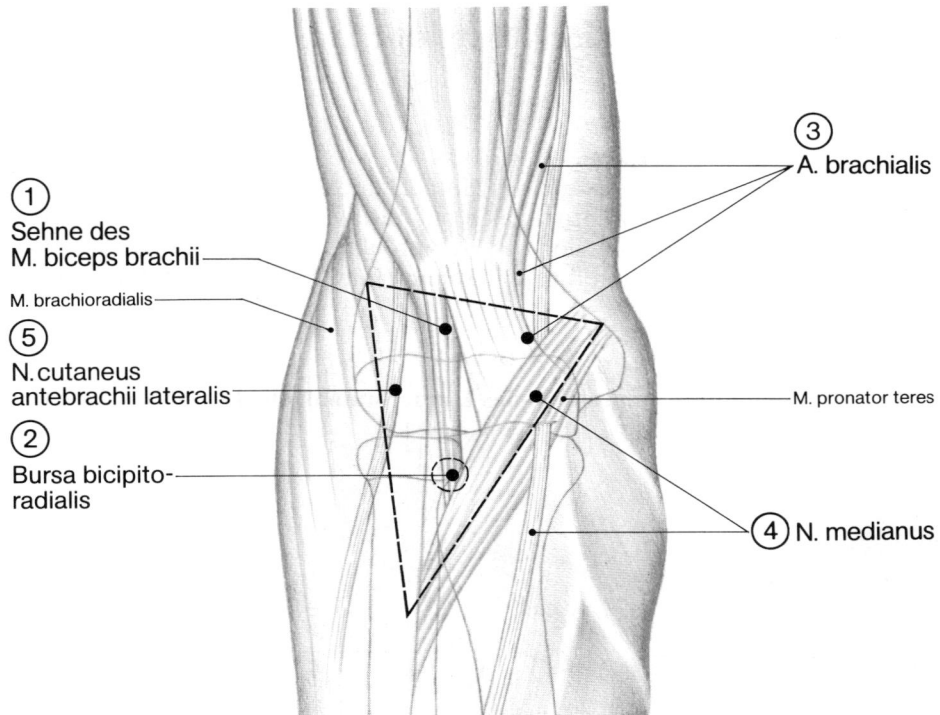

①
Sehne des
M. biceps brachii

M. brachioradialis

⑤
N.cutaneus
antebrachii lateralis

②
Bursa bicipito-
radialis

③
A. brachialis

M. pronator teres

④ N. medianus

6.3 (aus: *Frisch, H.:* Programmierte Untersuchung des Bewegungsapparates. 6. Aufl. Springer, Berlin-Heidelberg 1995)

- **Ellenbeuge** (Abb. 6.3)
  - Sehnenansatz des Biceps brachii①
  - Bursa bicipito-radialis ②
  - Arteria brachialis ③
  - Nervus medianus ④
  - Nervus cutaneus antebrachii lateralis ⑤

Palpation des Humeroradialgelenkes (Abb. 6.4 a, b)

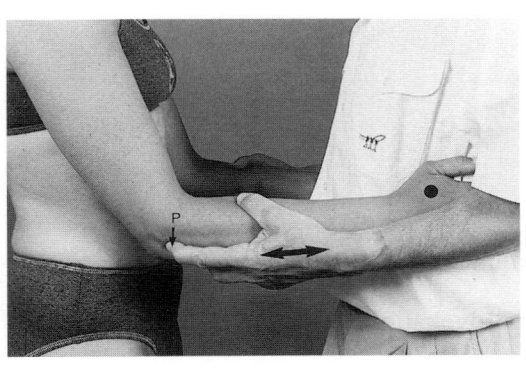

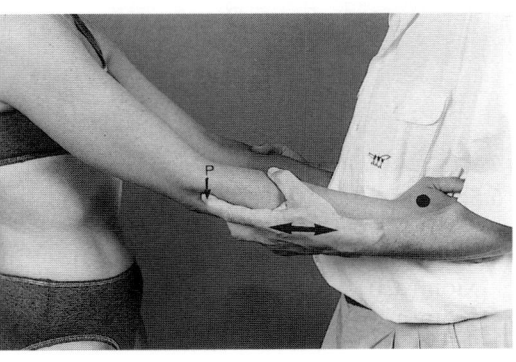

6.4a   **6.4b**

Die **Palpation des Humeroradialgelenks** erfolgt gleichzeitig an beiden Armen in Flexion und Extension. (Vergleichende Palpation des angulären Rollgleitens).

6.3 Translatorische Gelenktests der Ellenbogen- und Unterarmgelenke

Test 1:   Traktion und Kompression des Humeroradialgelenks (Abb. 6.5)
Test 2:   Dorsovolargleiten im proximalen und distalen Radioulnargelenk (Abb. 6.6)
Test 3:   Traktion und Kompression des Humeroulnargelenks (Abb. 6.7)
Test 4:   Medial-lateral-Gleiten („gapping") im Humeroulnargelenk (Abb. 6.8)

Test 1:   Traktion und Kompression des Humeroradialgelenks (Abb. 6.5 a–c)

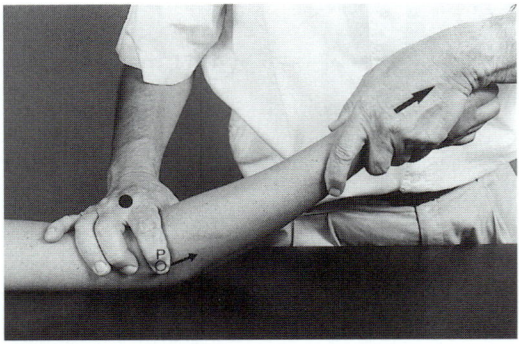

6.5a

6.5b

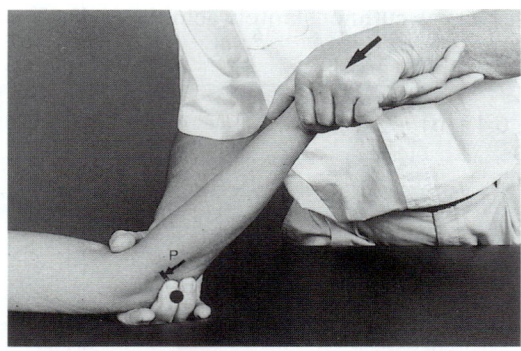

6.5c

- Traktion des Radius nach distal bei Entspannung des Weichteilmantels in 30–40° Flexion (a, b)
- Kompression in ca. 60° Flexion als Schmerzprovokationstest (c)

Test 2:   **Dorsovolargleiten im proximalen und distalen Radioulnargelenk**
(Abb. 6.6 a–g)

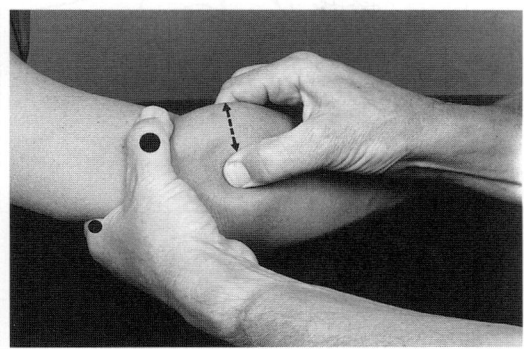

6.6a

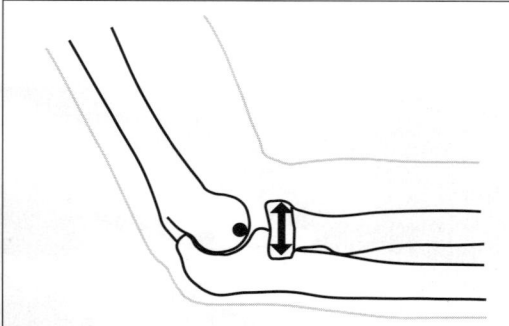

6.6c

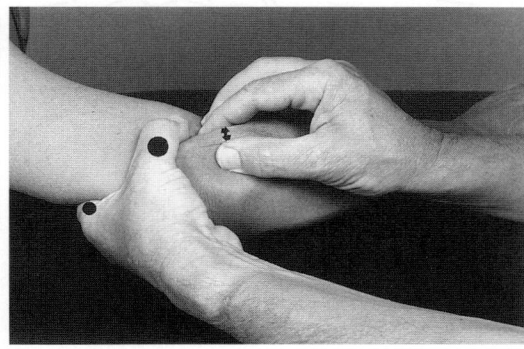

6.6b

Ausgangsstellung: Handgelenk in geringer Dorsalflexion

Ausführung:
• Dorsovolargleiten des Radius im oberen Radioulnargelenk bei 30–40° Flexion im Ellenbogen (a–c)

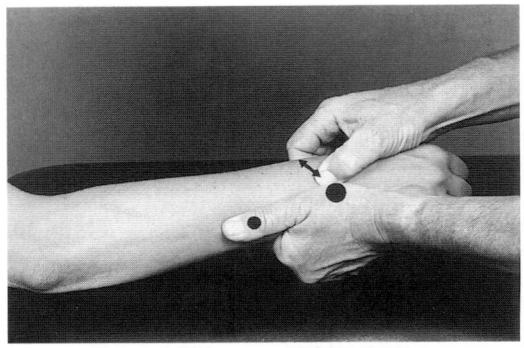

6.6d

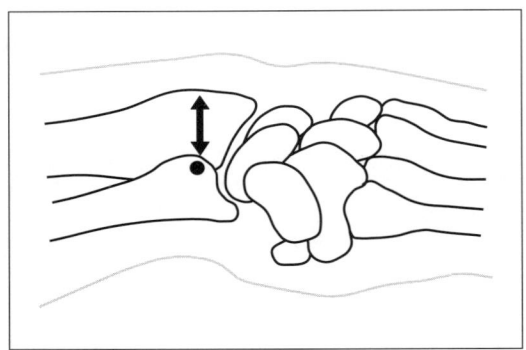

6.6e

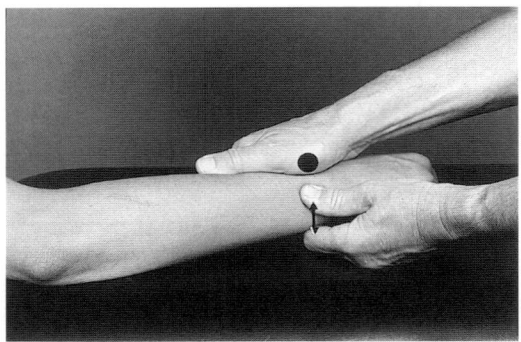

6.6f

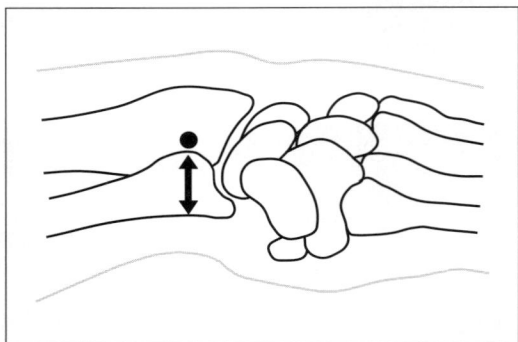

6.6g

- Dorsovolargleiten des Radius (d, e)
  und Dorsovolargleiten der Ulna (= Radius dorsal) (f, g)
  im unteren Radioulnargelenk

Test 3:   Traktion und Kompression des Humeroulnargelenkes (Abb. 6.7 a–c)

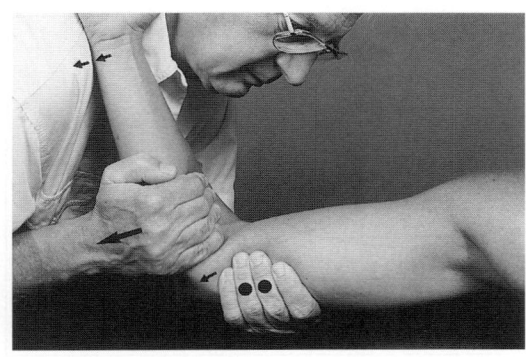

6.7a

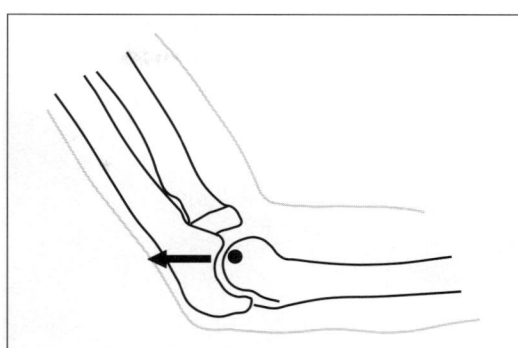

6.7b

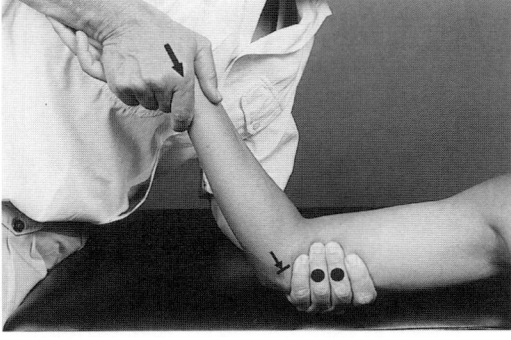

6.7c

Ausgangsstellung: Ellenbogen in 90° Flexion

Ausführung:
- Traktion des gebeugten Unterarms nach dorsal (a, b)
- Kompression als Schmerzprovokationstest (in verschiedenen Winkelstellungen von 120°–160°) (c)

Test 4:   Medial-lateral Gleiten („gapping") im Humeroulnargelenk (Abb. 6.8 a–d)

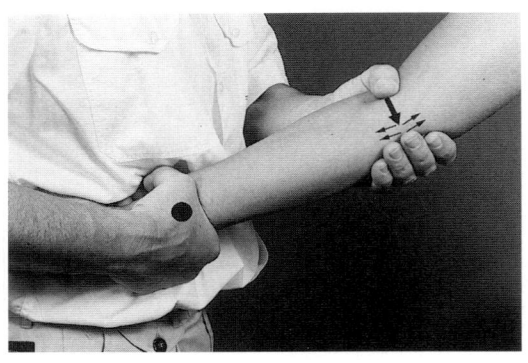

6.8a

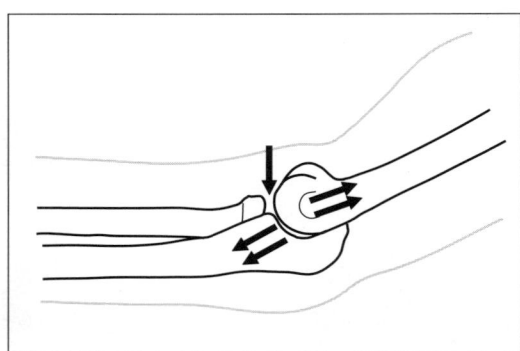

6.8b

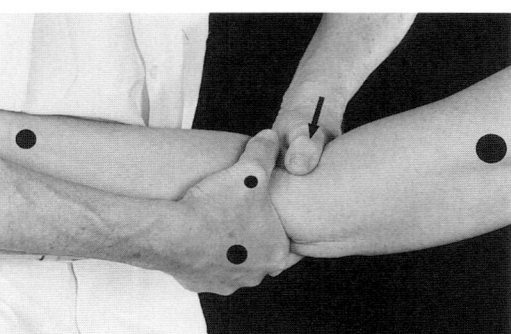

6.8c

Ausgangsstellung: Geringe Beugestellung des Ellenbogens, Unterarm in Supination.

Ausführung: a, b): **Fixation der Hand am Körper des Therapeuten**. Die **Mobilisationshand** gibt einen Schub**stoß** in der Ellenbeuge von lateral nach medial, der zu einem Klaffen (gapping) des ulnaren Gelenkanteils führt. (Bändertest des ulnaren Kollateralbandes).

Alternative: Bei der **Kurzhebeltechnik** (c) faßt der Therapeut mit der **Fixationshand bei gleicher Ausgangsstellung** in leichter Beugung von ca. 20° (damit sich das Olecranon außerhalb der Fossa olecrani befindet) den Unterarm unmittelbar unterhalb des Gelenkspaltes und fixiert Unterarm und Hand am eigenen Körper. Die **Mobilisationshand führt eine Gleitbewegung von lateral (radial) nach medial (ulnar) durch**.

Anmerkung:
Behinderungen im Humeroulnargelenk finden sich bei behinderten Beuge- und Streckbewegungen im Ellenbogengelenk.
Behinderungen von Pro- und Supinationsbewegungen haben ihre Ursache im Humero-Radialgelenk und/oder den Radio-Ulnargelenken.

7 Untersuchung des Schultergelenks

Untersuchungsprogramm

1 Inspektion
— Stellung der Schulter
— Schulterkonturen

2 Aktive und passive Bewegungen des Schultergelenks (Abb. 7.1a)
— Frontalebene: Seitheben und Rotation der Arme
— Sagittalebene: Vor- und Rückheben der Arme

3 Palpation der Schulter (Abb. 7.2–7.9)

4 Translatorische Gelenktests
— Caput humeri (Abb. 7.10–7.13)

5 Widerstandstests der Schultermuskeln
— Synergien der Muskeln in den möglichen Bewegungsrichtungen (Abb. 7.1b)
— Differentialtests zur Differenzierung einzelner Muskeln

7.1 Kurzgefaßtes Untersuchungsschema der Schulter und der Schultergürtelgelenke

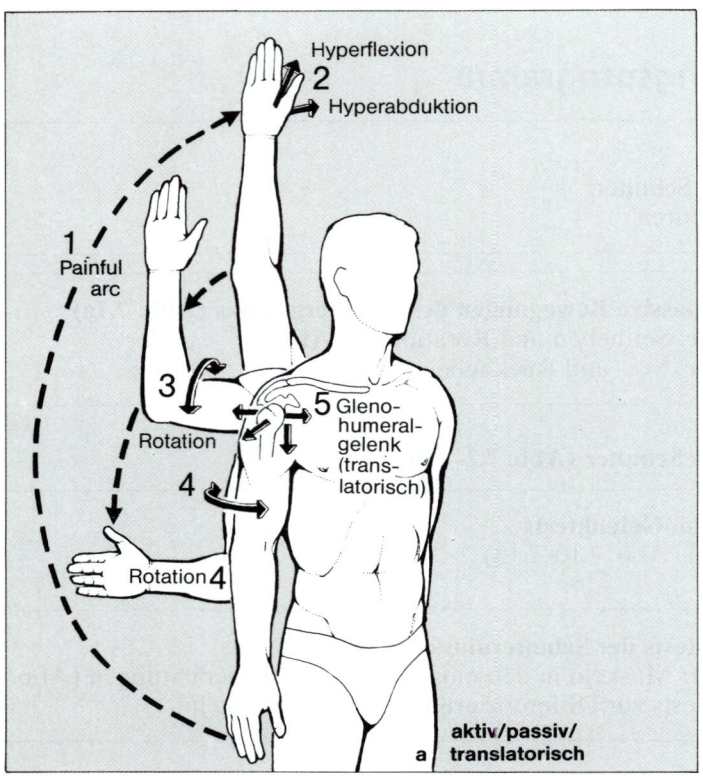

Die 10 wichtigsten Bewegungstests

Abb. 7.1a (aus: *Frisch, H.:* Programmierte Untersuchung des Bewegungsapparates. 6. Aufl. Springer, Berlin-Heidelberg 1995)
1. **„Painful arc":** Genereller Bewegungstest, Schulter- und Schultergürtelgelenke in Abduktion
2. **Hyperabduktion/Hyperflexion:** Gelenkstabilität
3. **Rotation in 90° Abduktion:** Gleitbewegungen des Gelenks, Kapselspannung, Endgefühl, Testung der Rotatorenmanschette
4. **Rotation in 0°-Stellung:** Gleitbewegungen des Gelenks, Kapselspannung, Endgefühl, Rotatorenmanschette in mäßiger Anspannung
5. **Translatorische Gelenktests im Glenohumeralgelenk:** Caput caudal, evtl. auch lateral, ventral, dorsal

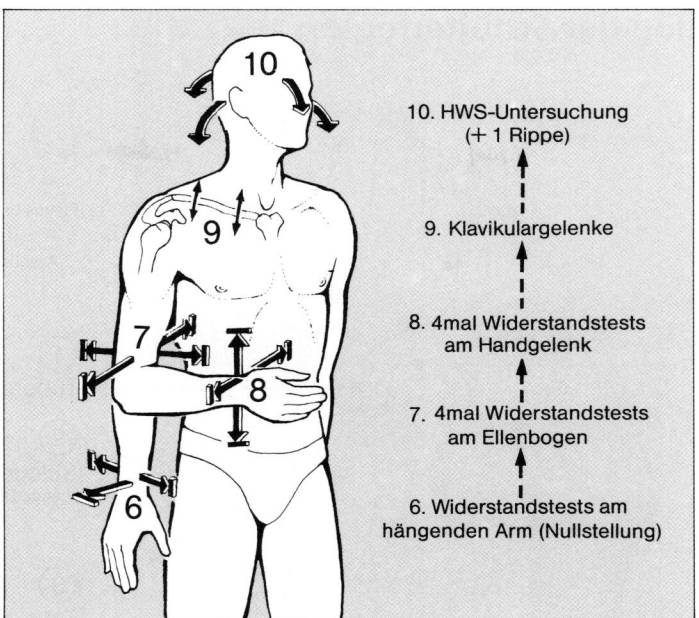

10. HWS-Untersuchung
(+ 1 Rippe)

9. Klavikulargelenke

8. 4mal Widerstandstests
am Handgelenk

7. 4mal Widerstandstests
am Ellenbogen

6. Widerstandstests am
hängenden Arm (Nullstellung)

Abb. 7.1b (aus: *Frisch, H.:* Programmierte Untersuchung des Bewegungsapparates. 6. Aufl. Springer, Berlin-Heidelberg 1995)

6. **Muskelwiderstandstests am hängenden Arm:** Testung von Einzelmuskeln (Supraspinatus, Biceps caput longum, Latissimus dorsi, Teres major)
7. **4 Widerstandstests am Ellenbogen:** Synergien: Abduktoren, Adduktoren, Schulterflexoren, Extensoren
8. **4 Widerstandstests am Handgelenk:** Synergien: Außen- und Innenrotatoren der Schulter, Flexoren und Extensoren am Ellenbogengelenk
9. **Translatorische Gelenktests: Klavikula- und Skapulagelenke:** Die Gleittests an der Skapula werden in Seitenlage vorgenommen
10. **HWS-Untersuchung:** Segmentbeweglichkeit, Test der Schultergürtelmuskeln. Widerstandstest der Schultergürtelheber (siehe Seite 160)

7.2 Palpation der Schulterregion

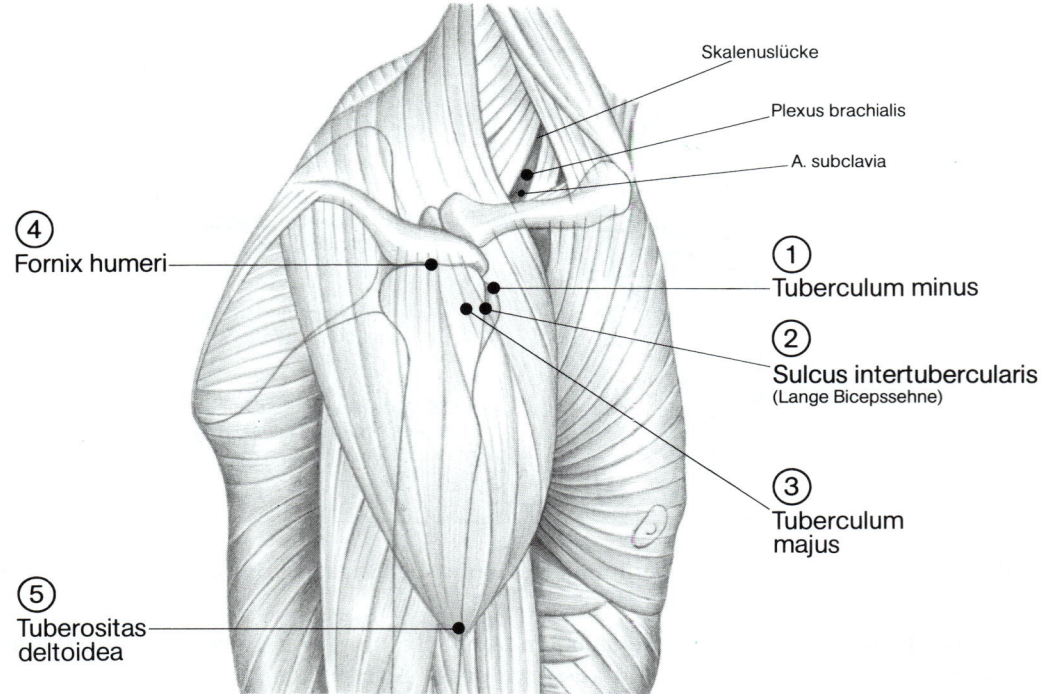

Skalenuslücke

Plexus brachialis

A. subclavia

④
Fornix humeri

①
Tuberculum minus

②
Sulcus intertubercularis
(Lange Bicepssehne)

③
Tuberculum
majus

⑤
Tuberositas
deltoidea

7.2 (aus: *Frisch, H.:* Programmierte Untersuchung des Bewegungsapparates. 6. Aufl. Springer, Berlin-Heidelberg 1995)

tastbare Knochenpunkte am Caput humeri und am Oberarmschaft sind (Abb. 7.2)

— Tuberculum minus ① – Ansatz des Subscapularis
— Sulcus intertubercularis ②: Verlauf der langen Bicepssehne
— Tuberculum majus ③ – Ansatz der Außenrotatoren: Supraspinatus
                                                      Infraspinatus
                                                      Teres minor
— Fornix humeri ④ – Subakromialer Raum (Nebengelenk) des Schultergelenks. Darin Verlauf der Supraspinatus-Sehne und die Bursa subacromialis – Engpaßsyndrom bei Hochstand des Caput humeri oder anomaler Stellung der Skapula möglich.
— Tuberositas deltoidea ⑤ – Ansatz des Deltoideusmuskels, der an **allen** Schulterbewegungen beteiligt ist. – Insertionstendopathie möglich.

Differenzierung der getasteten Strukturen (Abb. 7.3a–b, 7.4)

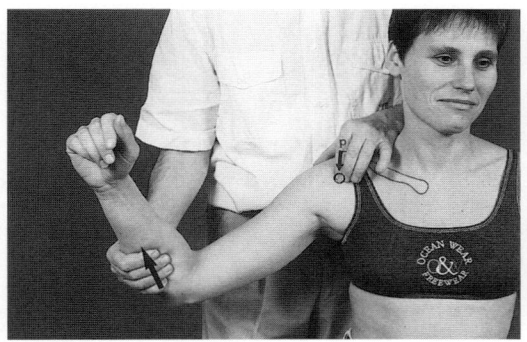 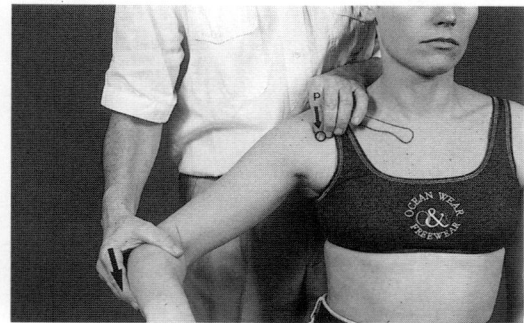

7.3a   **7.3b**

Die **Lokalisation des Tastfingers** am Tuberculum majus, Tuberculum minus und Sulcus intertubercularis wird durch eine Rotation des Oberarms in 70° Abduktion bei gebeugtem Ellenbogen ermittelt.

Außerdem kann bei dem gleichen Test das bei Rotation unbewegliche Korakoid differenziert werden.

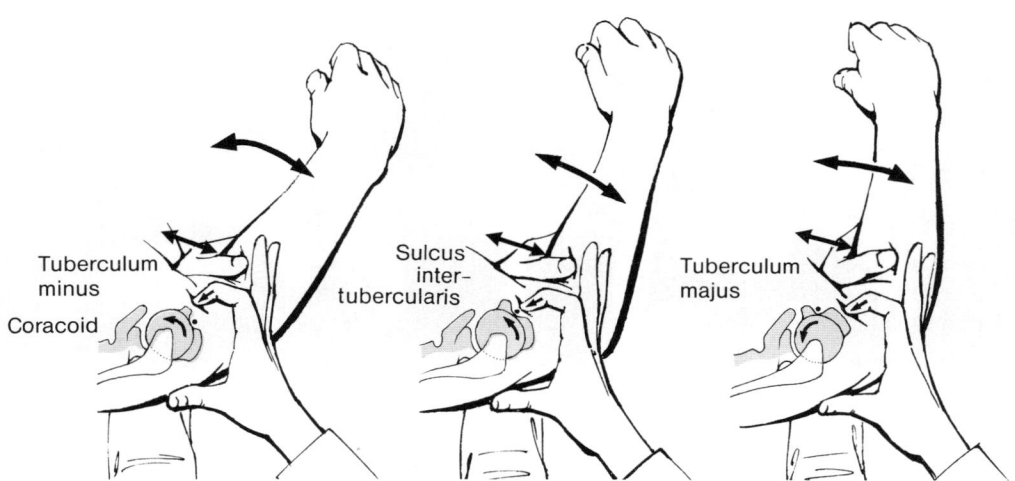

7.4 (aus: *Frisch, H.:* Programmierte Untersuchung des Bewegungsapparates. 6. Aufl. Springer, Berlin-Heidelberg 1995)

Bei der **Rotation des Oberarms** können unterhalb des Humeruskopfes das Tuberculum minus, der Sulcus intertubercularis und das Tuberculum majus bei der Palpation unterschieden werden. Medial von diesen bei der Rotation bewegten Strukturen ist der unbewegliche Proc. coracoideus zu tasten.

Palpation des Tuberculum minus (Abb. 7.5)

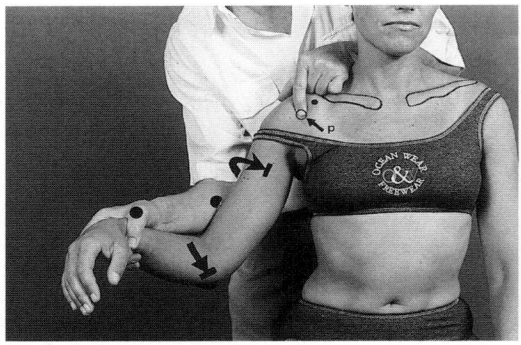

Muskelansatz des Subscapularis. Die Schmerzhaftigkeit des Ansatzes (bei Insertionstendopathie) wird durch Zug am Sehnenansatz ermittelt, entweder durch eine aktive Innenrotation des Oberarms gegen Widerstand (Bild) oder eine maximale passive Außenrotation

Palpation des Sulcus intertubercularis (Abb. 7.6 a,b)

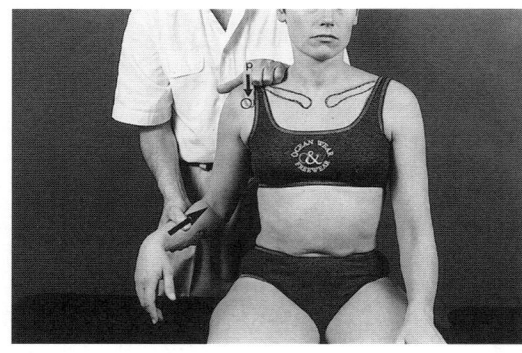 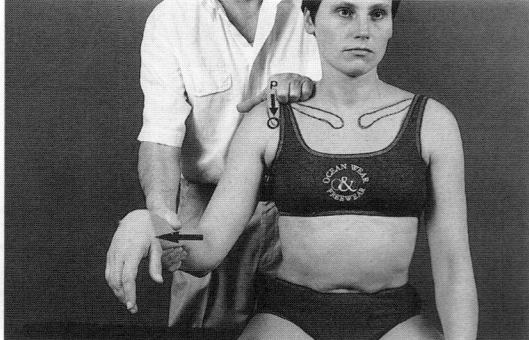

7.6a   **7.6b**

Das **Gleiten der langen Bizepssehne im Sulcus** wird durch eine passive Bewegung des Oberarms in leichter Außenrotation von ventral lateral nach dorsal medial untersucht. Palpiert werden eventuelle Gleitbehinderungen, die zu einer mechanischen Schädigung der Bizepssehne führen können.

Palpation des Tuberculum majus (Abb. 7.7 a,b)

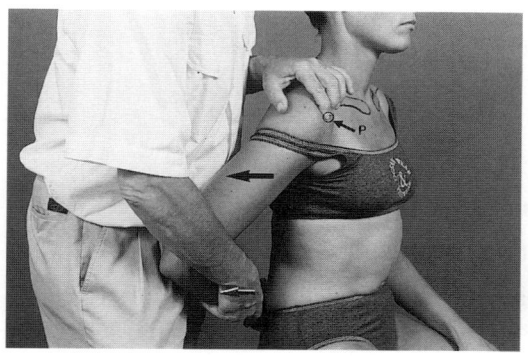
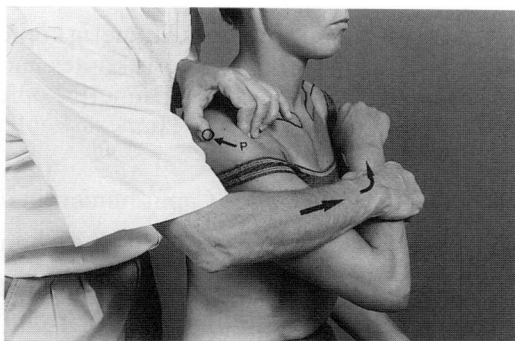

7.7a   **7.7b**

Ansatz der Außenrotatoren. Die „Daumen-Zeigefingergabel" bleibt bei Abb. 7.7 a und b unverändert. Der Ansatz des Supraspinatus ist bei Innenrotation und Extension des Oberarms unter dem Vorderrand des Akromions tastbar (a), Infraspinatus und Teres minor bei Außenrotation und Adduktion unter dem Hinterrand des Akromions (b).

Palpation des Fornix humeri (Abb. 7.8)
Palpation der Tuberositas deltoidea (Abb. 7.9)

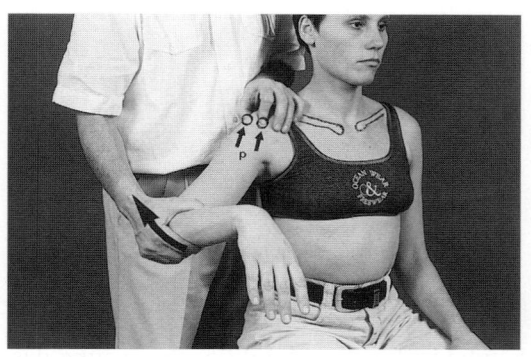
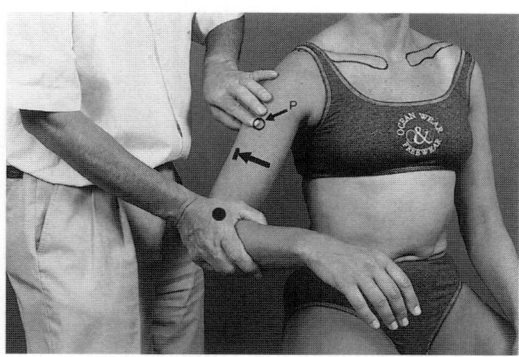

7.8   **7.9**

Der Fornix humeri (Abb. 7.8) ist bei Abduktion des Oberarms von ca. 60° als **Rinne zwischen dem Humeruskopf und dem Unterrand des Akromions** tastbar. Hier werden die Bursa subacromialis und darunter dieSupraspinatussehne palpiert.
Der Ansatz des Deltoideus an der **Tuberositas deltoidea (Abb. 7.9)** ist im oberen Drittel des Oberarms bei einer **Abduktion des Arms gegen Widerstand** tastbar und bei einer Insertionstendopathie schmerzhaft.

7.3 Translatorische Gelenktests des Schultergelenks

Test 1:   Kaudalgleiten des Humeruskopfes
Test 2:   Traktion des Humeruskopfes nach lateral
Test 3:   Ventralgleiten des Humeruskopfes
Test 4:   Dorsalgleiten des Humeruskopfes

Für alle Bewegungen des Caput humeri in der flachen Fossa glenoidalis gilt:

Ausgangsstellung: Oberarm in 30–70° Abduktion.

Ausführung: Gegenhalt der Fixationshand an der Fossa glenoidalis (Schultergelenk-pfanne) gegen die Bewegungen der Mobilisationshand am Humeruskopf nach kaudal, lateral, ventral und dorsal.

Test 1:   Kaudalgleiten des Humeruskopfes (Abb. 7.10 a, b)

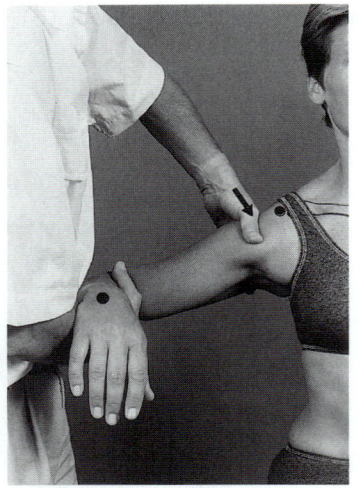

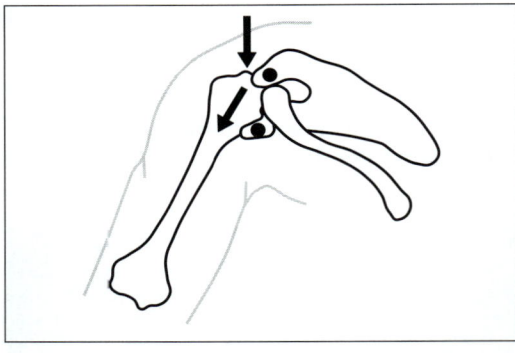

7.10b

7.10a

Das Konvexgleiten des Humeruskopfes nach kaudal ist für die Abduktionsbewegung des Oberarms erforderlich. Es ist außer der Beweglichkeit des Gelenkkopfes die Dehnfähig-keit der Kapsel zu prüfen (Test 2).

Test 2:   Traktion des Humeruskopfes nach lateral (Abb. 7.11 a, b)

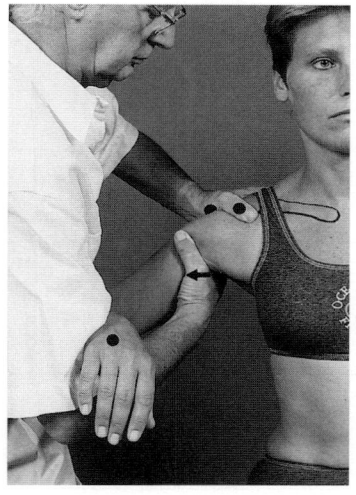 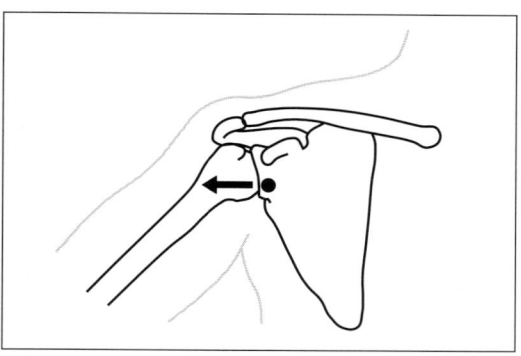

7.11a   **7.11b**

Testung der **Dehnfähigkeit der Gelenkkapsel** bei Fixation der Gelenkpfanne (Fossa gleno-idalis). Genereller Test bei jeder knöchernen Bewegungseinschränkung und/oder Schmerzhaftigkeit. Der Handgriff kann auch zur Therapie bei einer Kapselschrumpfung benutzt werden.

Test 3:   Ventralgleiten des Humeruskopfes (Abb. 7.12)
Test 4:   Dorsalgleiten des Humeruskopfes (Abb. 7.13)

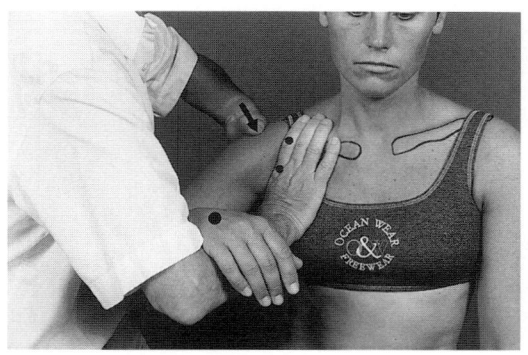 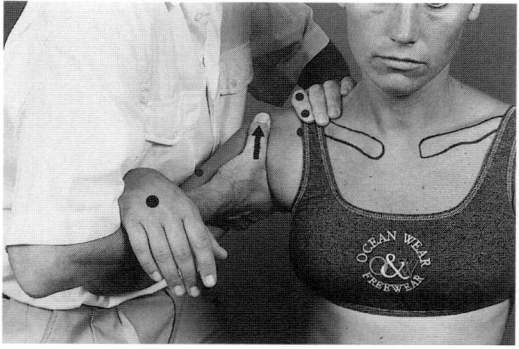

7.12   **7.13**

Ventralgleiten (Abb. 7.12): Gegenhalt der Gelenkpfanne nach dorsal. Gleittest bei **behinderter Außenrotation.**
Dorsalgleiten (Abb. 7.13): Gegenhalt der Gelenkpfanne nach ventral. Gleittest bei **behinderter Innenrotation.**

8 Untersuchung des Schultergürtels

Untersuchungsprogramm

1 Inspektion Schulter

2 Aktive und passive Bewegungen des Schultergürtels
— Heben und Senken des Schultergürtels
— Vor- und Rückführen des Schultergürtels

3 Palpation des Schultergürtels
  (in Ruhe und Bewegung) (Abb. 8.1–8.8)

4 Translatorische Gelenktests
— Sternoklavikulargelenk (Abb. 8.9)
— Akromioklavikulargelenk (Abb. 8.10)
— Beweglichkeit der Skapula auf dem Thorax (Abb. 8.11)

5 Widerstandstests der Schultergürtelmuskeln
— Synergien
— Skapularotatoren

6 Untersuchung der Halswirbelsäule

8.1 Palpation der Schultergürtelgelenke in Ruhe

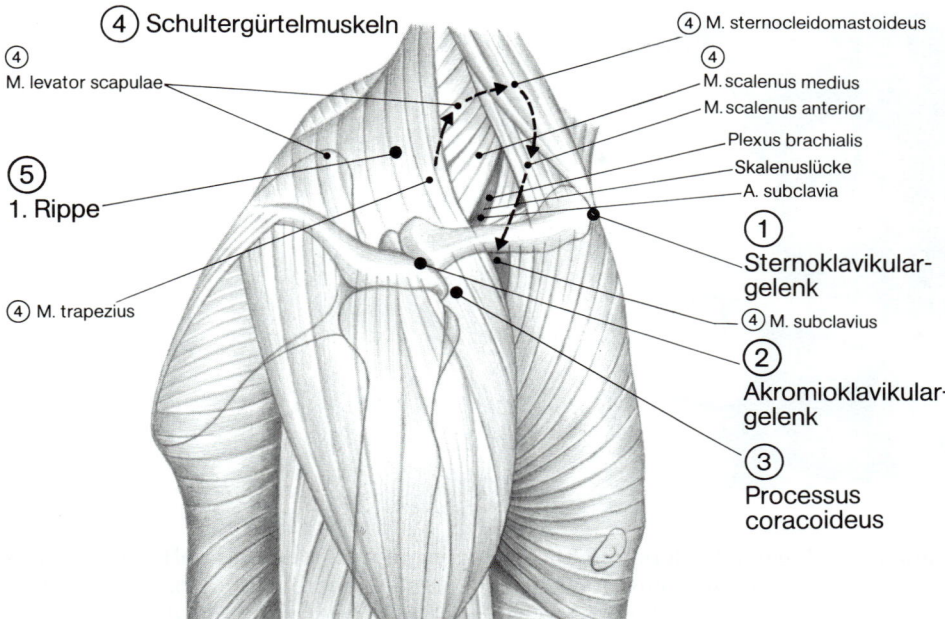

8.1 (aus: *Frisch, H.:* Programmierte Untersuchung des Bewegungsapparates. 6. Aufl. Springer, Berlin-Heidelberg 1995)

Die Palpation des Schultergürtels orientiert über die **Beweglichkeit der Schultergürtelgelenke (Abb. 8.1):**
- Sternoklavikulargelenk ①
- Akromioklavikulargelenk ②

und die **Ansätze der Schultergürtelmuskeln** an Skapula und Klavikula ④
- Levator scapulae
- Trapezius
- Skaleni
- Sternokleidomastoideus
- Subklavius

Zu tasten sind ferner:
- der Processus coracoideus ③
- die 1. Rippe ⑤

Der Ring aus der ersten Rippe beiderseits ist die biomechanische Basis für den labilen offenen Schultergürtelring.

Widerstandstests der Schultergürtelheber (Abb. 8.2)

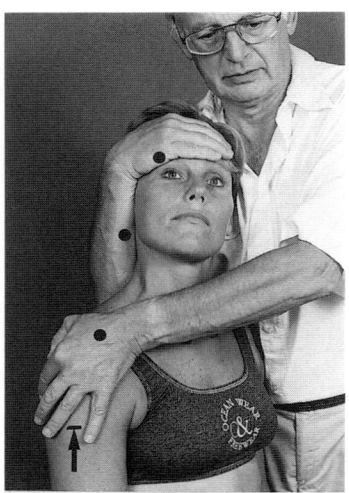

8.2

Die **Schulter wird gegen Widerstand hochgezogen; geprüft werden Kraft und Schmerzhaftigkeit der Muskulatur**. Die tonischen Muskeln neigen generell zur Verkürzung. Hier können sie Schmerzen in der Schulter-Nackenmuskulatur verursachen, die mit Gelenkbeschwerden in der Schulter oder HWS verwechselt werden können. Eine Verkürzung kann nach einer isometrischen Anspannung des Muskels durch Herunterdrücken der Schulter in der Phase der postisometrischen Relaxation behandelt werden.

Federungstest der 1. Rippe (Abb. 8.3)

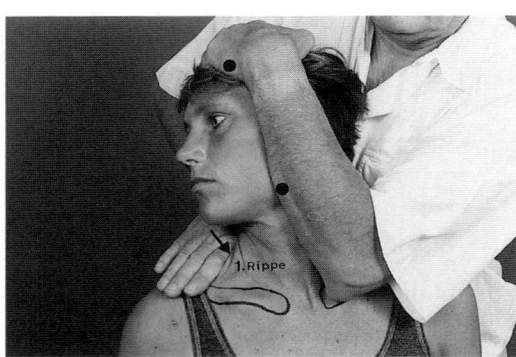

8.3

Die Radialseite des Zeigefingers nimmt Kontakt an der Rippe. Die Muskulatur wird durch Kopfdrehung zur getesteten Seite entspannt. Der federnde **Bewegungstest erfolgt in Richtung der gegenüberliegenden Hüfte.**

8.2 Palpation der Schultergürtelgelenke in Bewegung

Sternoklavikulargelenk – Kraniokaudalbewegung (Abb. 8.4 a, b)

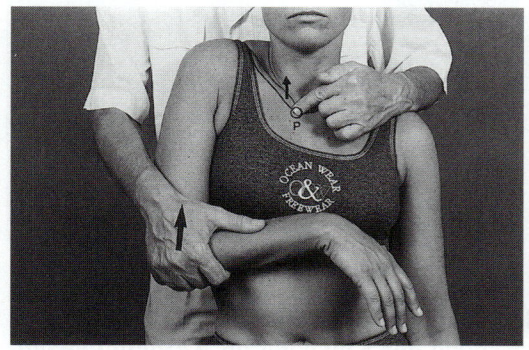 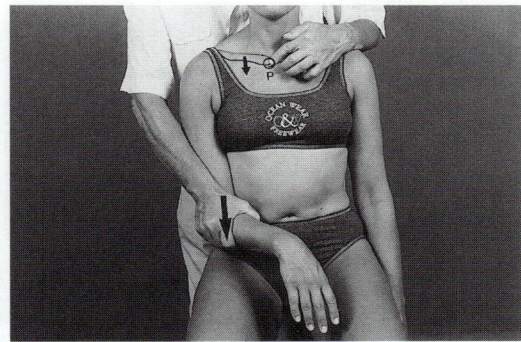

8.4a   **8.4b**

Die **Bewegung der konvexen Klavikulagelenkfläche** nach kranial (a) und kaudal (b) kann am besten am Ober- oder Vorderrand des Gelenkspalts getastet werden.

Sternoklavikulargelenk – Pro- und Retraktion (Abb. 8.5 a, b)

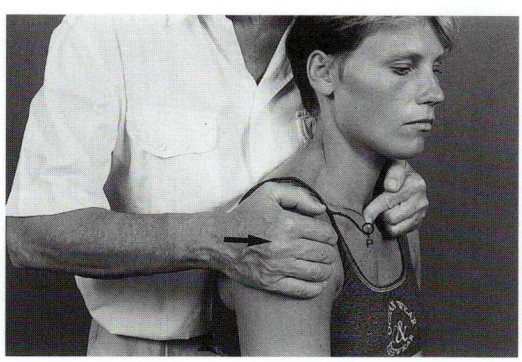 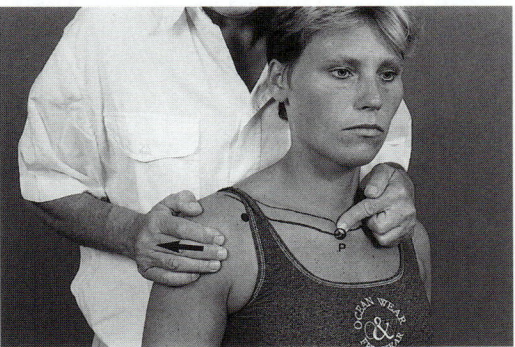

8.5a   **8.5b**

Die **Gelenkfläche der Klavikula ist in dieser Gleitebene konkav.** Sie gleitet nach ventral (Protraktion) und dorsal (Retraktion) um die konvexe Gelenkfläche des Sternums, in der sich die Bewegungsachse befindet.

Sternoklavikulargelenk – Außen- und Innenrotation (Abb. 8.6 a, b)

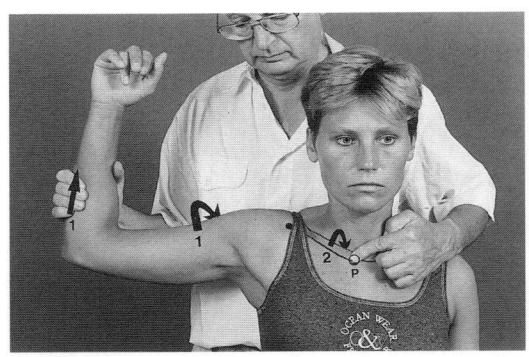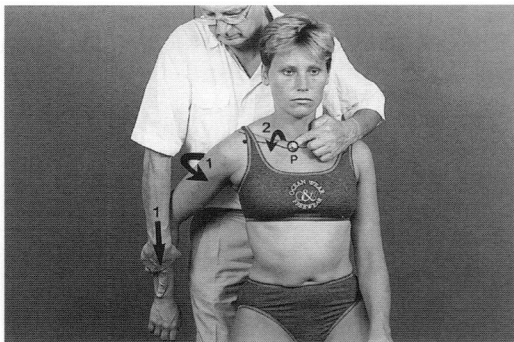

8.6a   **8.6b**

Die tastbare Rotationsbewegung der Klavikula wird durch die **Rotation des Humerus** ausgelöst (1). Diese bewirkt zunächst eine **Mitbewegung der Klavikula im Akromioklavikulargelenk**. Die tastbare Stufe zwischen Akromion und Klavikula verändert sich (2). **Danach** ist die Rotationsbewegung der Klavikula als Außen- (a) oder Innenrotation (b) auch **im Sternoklavikulargelenk** zu tasten (3).

Akromioklavikulargelenk – Kraniokaudalbewegung (Abb. 8.7 a, b)

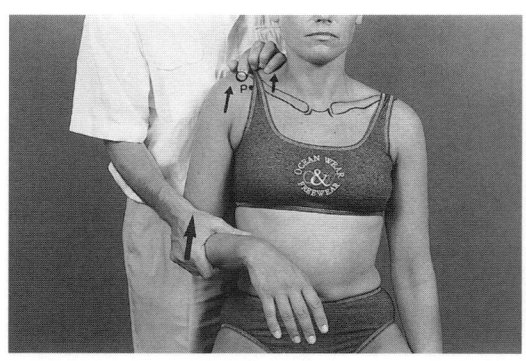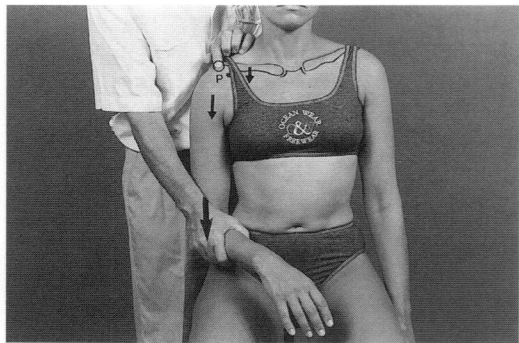

8.7a   **8.7b**

Die Bewegung der Klavikula nach kranial (a) und kaudal (b) wird an der **Veränderung der tastbaren Stufe** zwischen Akromion und Klavikula registriert.

Akromioklavikulargelenk – Außen- und Innenrotation (Abb. 8.8 a, b)

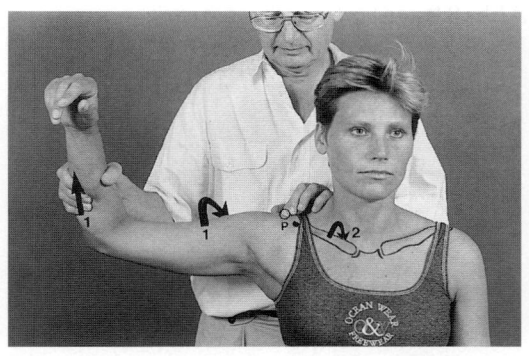 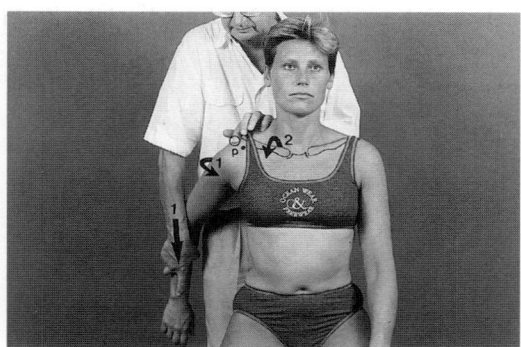

8.8a   **8.8b**

Die Außen- oder Innenrotation des Humerus (1) löst die Mitbewegung im Akromio-Klavikulargelenk aus (2).

8.3 Translatorischer Gelenktest des Sternoklavikulargelenks

Kranial- und Kaudalgleiten der Klavikula (Abb. 8.9 a–e)

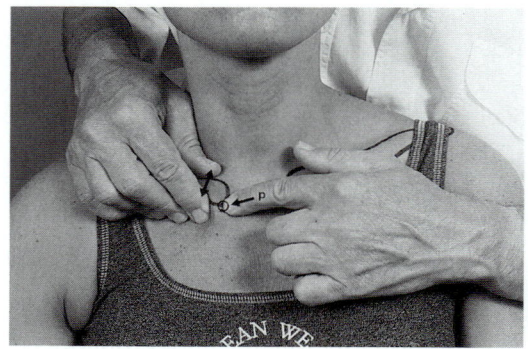

8.9a

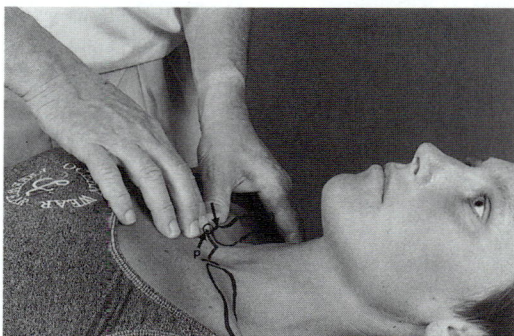

8.9b

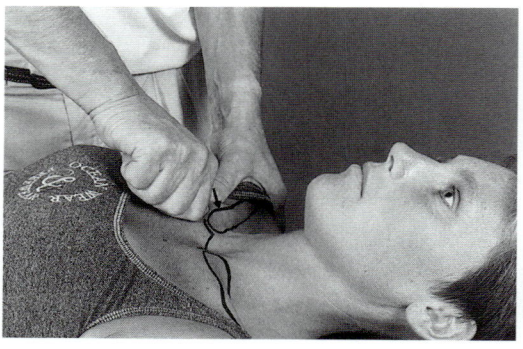

8.9c

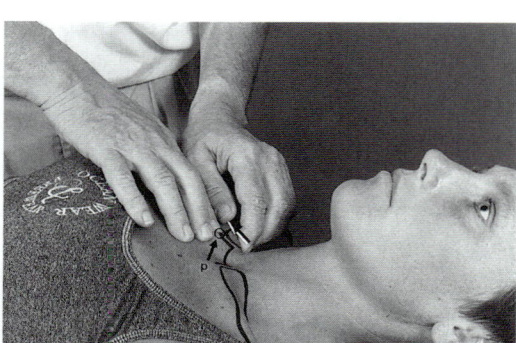

8.9d

Ausgangsstellung: im Sitzen (a) oder Liegen (b–d).

Ausführung: Der **Testschub an der Klavikula** nach kranial erfolgt entweder im Sitzen mit Daumen und Zeigefinger (a) oder im Liegen mit der Streckseite der Zeigefingerendglieder (c) oder der Daumenkuppe (b).
Die Bewegung nach kranial ist an der **Veränderung der Gelenkstufe** erkennbar. Eine Kaudalbewegung (d) wird durch die 1. Rippe gestoppt (e). Die andere Hand fixiert jeweils das Akromioklavikulargelenk. Ist im Seitenvergleich eine verminderte Gleitfähigkeit zu registrieren, so kann die Wiederholung des Testgriffs auch therapeutisch zur Wiederherstellung der normalen Gleitbewegung benutzt werden.

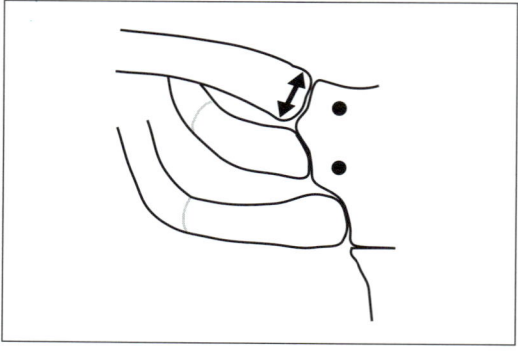

8.9e

8.4 Translatorischer Gelenktest des Akromioklavikulargelenks

Ventralgleiten der Klavikula (Abb. 8.10 a, b)

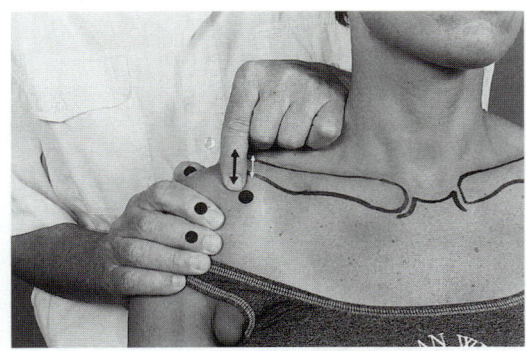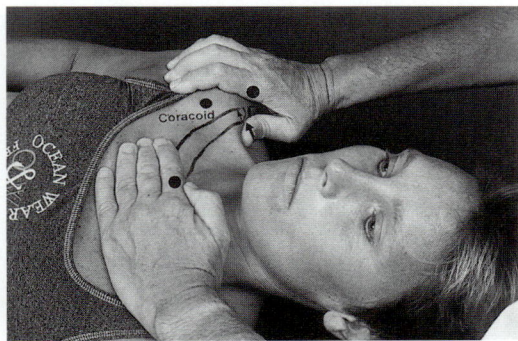

8.10a **8.10b**

Die Untersuchung bzw. Behandlung kann im Sitzen (a) oder im Liegen (b) geschehen. Die Testbewegung erfolgt nach ventral. Die Bewegung nach dorsal wird durch das Akromion gestoppt.

8.5 Translatorische Gelenktests der Skapula

Die freie Beweglichkeit der Skapula ist für alle Schulterbewegungen erforderlich. Eine Dysbalance der an der Skapula ansetzenden Muskeln kann zu erheblichen Bewegungsstörungen der Schulter führen.

Skapulagleitbewegungen auf dem Thorax (Abb. 8.11 a–d)

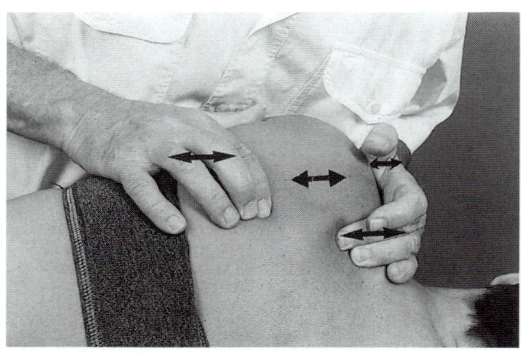

8.11a

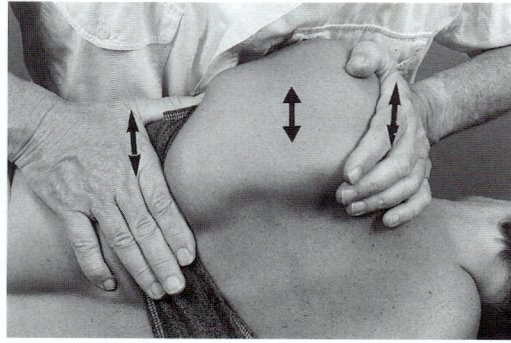

8.11b

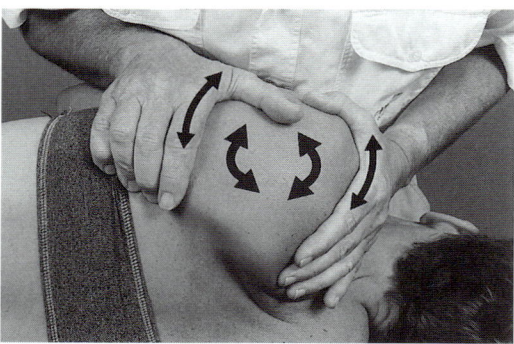

8.11c

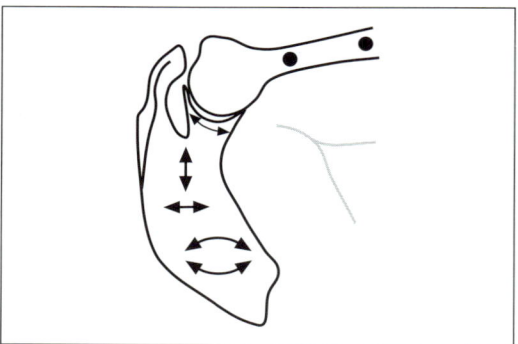

8.11d

Die Untersuchung erfolgt in Seitenlage, die **Skapula wird nach kranial und kaudal** (a), **nach medial und lateral** (b) **bewegt sowie innen- und außenrotiert** (c). Ein Schema der Bewegungsmöglichkeiten von Skapula und Humerus zeigt Abb. d.

9 Untersuchung der Fuß- und Zehengelenke

Untersuchungsprogramm

1 Inspektion
— Gangbild
— Fußform und -stellung
— Konturveränderungen
— Hautveränderungen

2 Aktive und passive Bewegungsprüfung, Fußgelenke
— Aktive Bewegungen
— Passive Bewegungen

3 Palpation des Fußes (Abb. 9.1–9.3)

4 Translatorische Gelenktests
— Zehengelenke (Abb. 9.5)
— Mittelfußgelenke (Abb. 9.6–9.8)
— Fußwurzelgelenke (Abb. 9.9–9.18)
— Unteres Tibiofibulargelenk (Abb. 9.19)

5 Widerstandstests der Fuß- und Zehenmuskeln
— Fußmuskeln
— Zehenmuskeln

9.1 Palpation des Fußes

Palpation des medialen Fußrandes (Abb. 9.1)

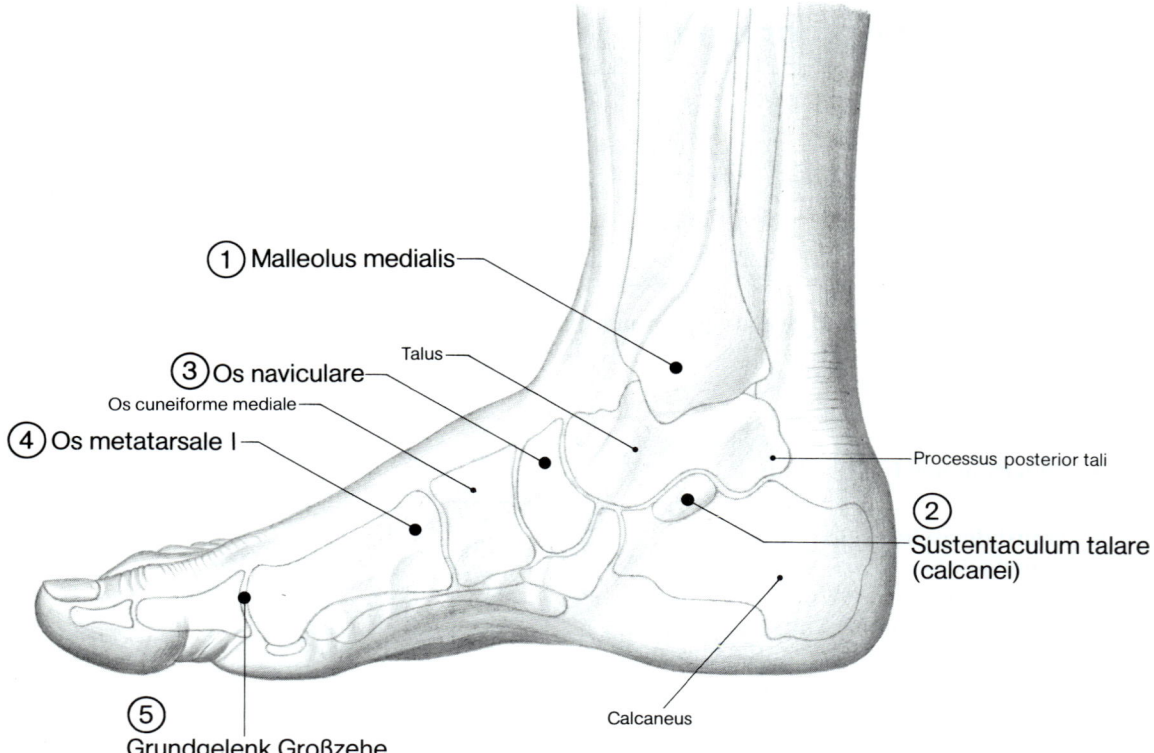

9.1 (aus: *Frisch, H.:* Programmierte Untersuchung des Bewegungsapparates. 6. Aufl. Springer, Berlin-Heidelberg 1995)

Die 5 markantesten Knochenpunkte am medialen Fußrand sind:

- Malleolus medialis ①
- Sustentaculum talare calcanei ②
- Os naviculare ③
- Os metatarsale I ④
- Grundgelenk Großzehe ⑤

Zu tasten ist ferner:

- zwischen Malleolus medialis ① und Sustentaculum talare calcanei ②:
  der Talus mit oberem und unterem Sprunggelenk
- zwischen Calcaneus und Os naviculare ③:
  das vordere Sprunggelenk
- zwischen Os naviculare ③ und Os metatarsale I ④:
  das Os cuneiforme mediale mit dem Gelenkspalt proximal zum Os naviculare; distal zum Os metatarsale I

Palpation des lateralen Fußrandes (Abb. 9.2)

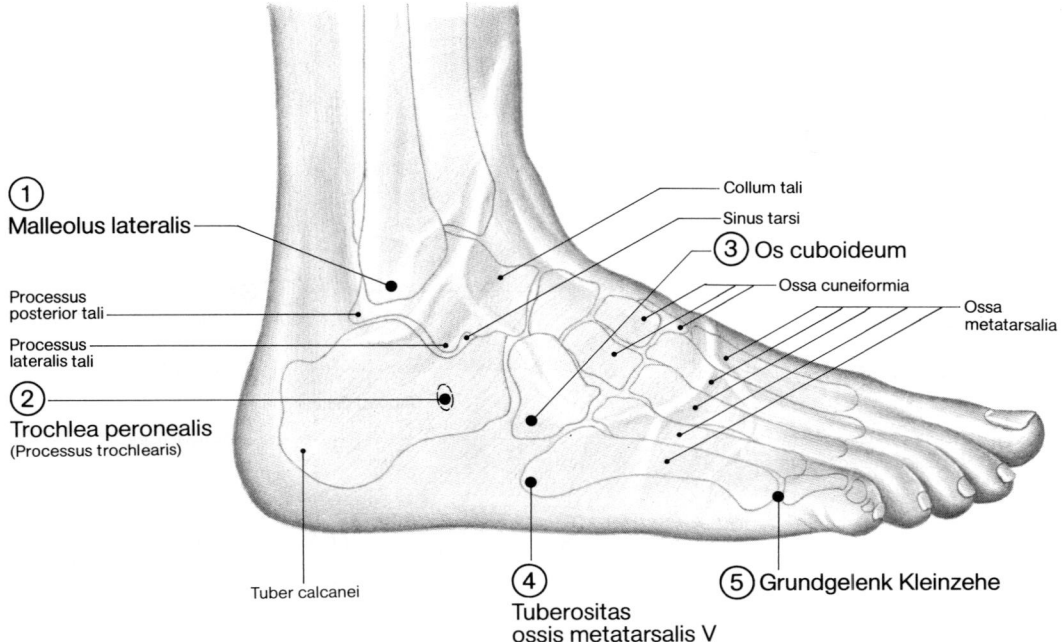

9.2 (aus: *Frisch, H.:* Programmierte Untersuchung des Bewegungsapparates. 6. Aufl. Springer, Berlin-Heidelberg 1995)

Die 5 markantesten Knochenpunkte am lateralen Fußrand sind:

- Malleolus lateralis ①

  darunter und etwas weiter distal:
- Trochlea peronealis (Sehnenlager für die Peroneussehnen) ②

  distal davon:
- Os cuboideum ③

  darunter:
- Tuberositas ossis metatarsalis V ④

  distal davon am Ende des Metatarsale 5:
- Grundgelenk der Kleinzehe ⑤

Palpation des Fußrückens(Abb. 9.3)

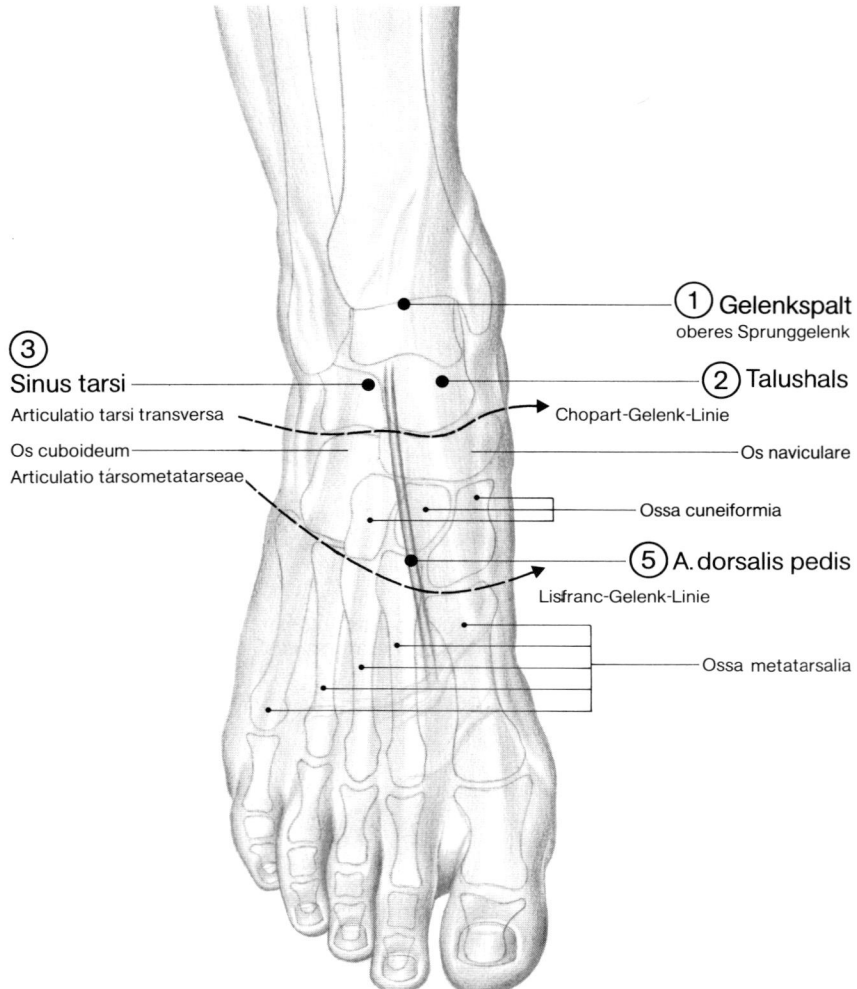

③
Sinus tarsi
Articulatio tarsi transversa
Os cuboideum
Articulatio tarsometatarseae

① Gelenkspalt
oberes Sprunggelenk

② Talushals

Chopart-Gelenk-Linie

Os naviculare

Ossa cuneiformia

⑤ A. dorsalis pedis

Lisfranc-Gelenk-Linie

Ossa metatarsalia

9.3 (aus: *Frisch, H.:* Programmierte Untersuchung des Bewegungsapparates. 6. Aufl. Springer, Berlin-Heidelberg 1995)

Die 5 wichtigsten Palpationspunkte am Fußrücken sind:

- Gelenkspalt des oberen Sprunggelenks ①
- Vorderfläche des Talushalses (Collum tali) ②
- Sinus tarsi, eine Knochenmulde medial vom äußeren Knöchel mit Kalkaneokuboidgelenk ③
- Extensorensehnen der Zehen (nicht eingezeichnet) ④
- Arteria dorsalis pedis (Palpation von auf Durchblutungsstörungen) ⑤

Übersicht: Translatorische Gelenktests am Fuß

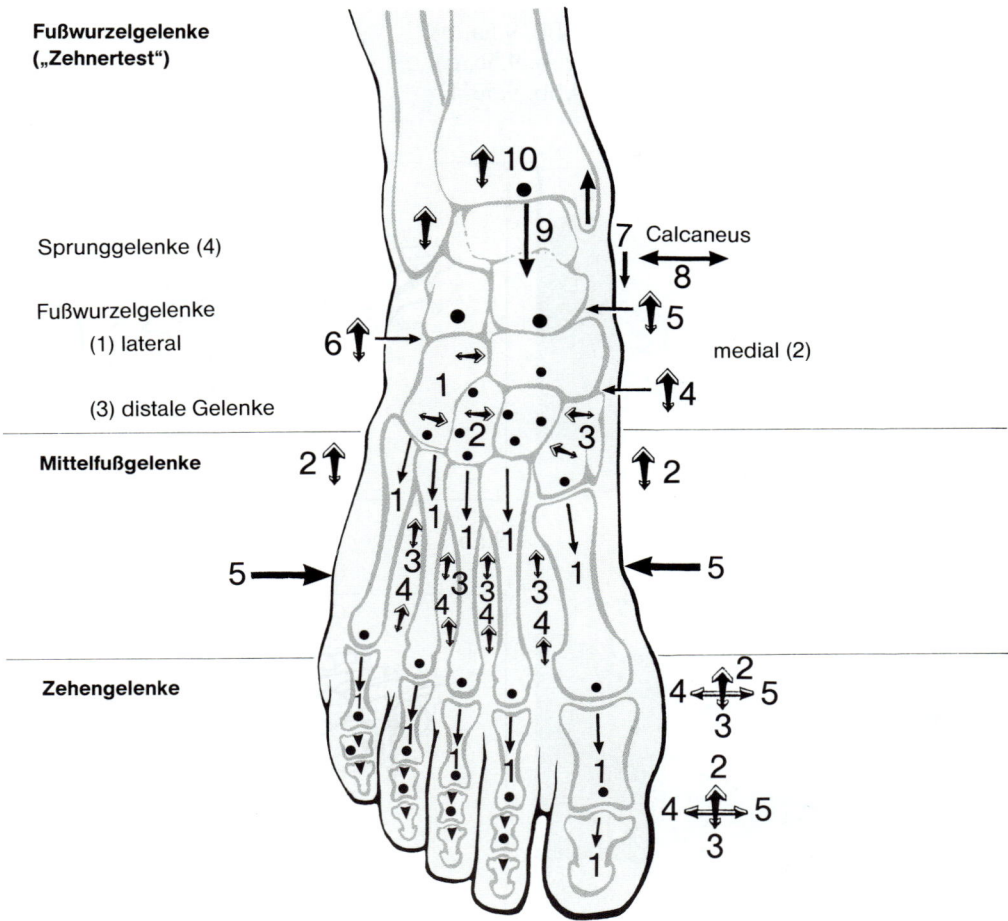

9.4 (aus: *Frisch, H.:* Programmierte Untersuchung des Bewegungsapparates. 6. Aufl. Springer, Berlin-Heidelberg 1995)

Einen Überblick über die translatorischen Gelenktests am Fuß gibt Abb. 9.4.

● = Fixierter Gelenkpartner
→ = Bewegter Gelenkpartner
1 = Traktion
2/3 = Dorso-plantargleiten
4/5 = Medial-lateralgleiten (nur an den Zehengelenken).

Die Zahlen im Bereich der Fußwurzel geben die Reihenfolge der Tests im Zehnertest an: 3 distale Tests zwischen den Keilbeinen und dem Würfelbein, 2 Tests (4, 5) am medialen Fußrand, 1 Test (6) am lateralen Fußrand und den Sprunggelenken (7–10). Am Mittelfuß sind Test 3 und 4 die intermetatarsalen dorsoplantaren Gleitbewegungen. Test 5 ist die Querkompression des Mittelfußes (Gaenslen-Test).

9.2 Translatorische Gelenktests der Zehengelenke

Test 1: **Traktion und Kompression** (Abb. 9.5a, b)
Test 2/3: **Dorsal- und Plantargleiten** (Abb. 9.5c, d)
Test 4/5: **Medial- und Lateralgleiten** (Abb. 9.5e, f)

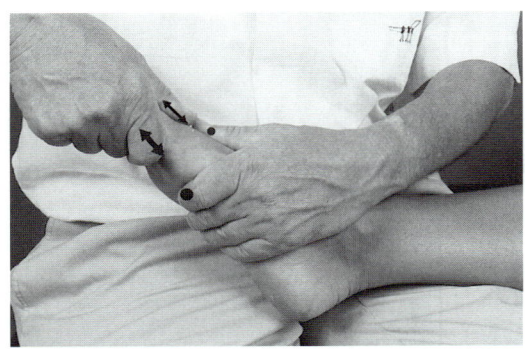

9.5a

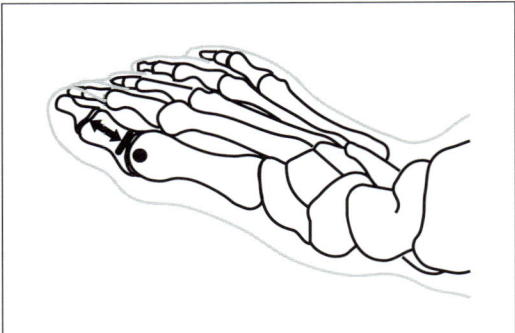

9.5b

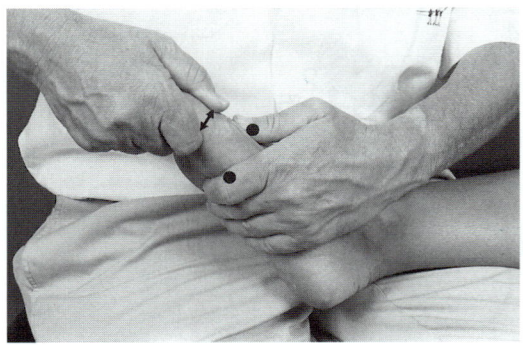

9.5c

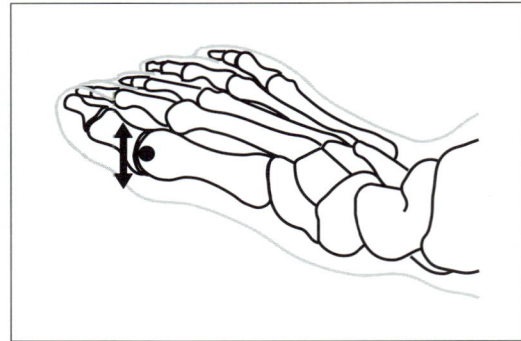

9.5d

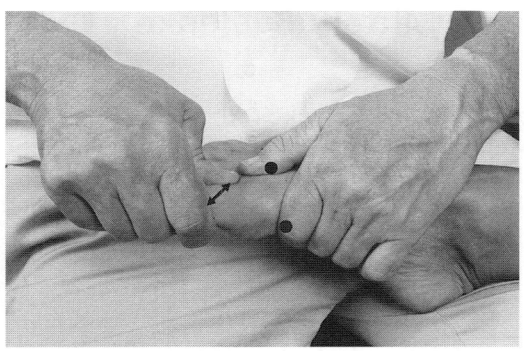
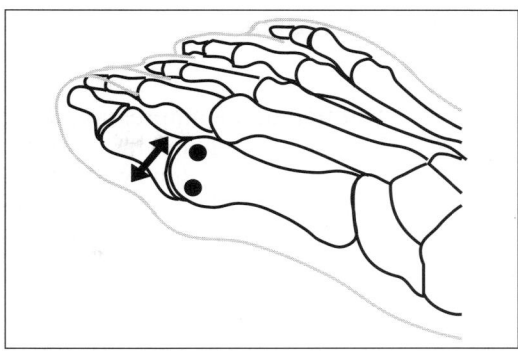

9.5e   **9.5f**

Die Grifftechnik ist analog zu derjenigen an den Fingergelenken:

Ausgangsstellung: Ca. 10° Dorsalflexion (Ruhestellung) des Gelenks.

Ausführung am Beispiel des Großzehengrundgelenks:
- Fixation des Mittelfußköpfchens
- die Mobilisation der Grundphalanx erfolgt
    — bei Test 1 nach distal (Traktion) (a, b)
    — bei Test 2 und 3 dorso-plantar (c, d)
    — bei Test 4 und 5 medial-lateral (e, f).

9.3 Translatorische Gelenktests der Mittelfußgelenke

Test 1:   Traktion und Kompression der Tarso-Metatarsalgelenke (Abb. 9.6a–d)
Test 2:   Dorsoplantargleiten in den Tarso-Metatarsalgelenken (Abb. 9.7a–d)
Test 3:   Dorsoplantargleiten zwischen den Intermetatarsalbasen (Abb. 9.8a, b)
Test 4:   Dorsoplantargleiten zwischen den Metatarsalköpfchen (Abb. 9.8c, d)
           (Test des Lig. transversum metatarseum profundum)

Test 1:   Traktion und Kompression der Tarso-Metatarsalgelenke (Abb. 9.6 a–d)

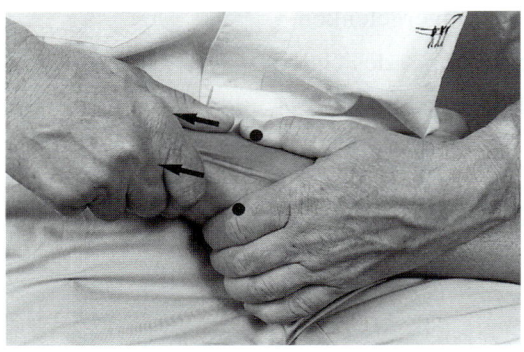

9.6a

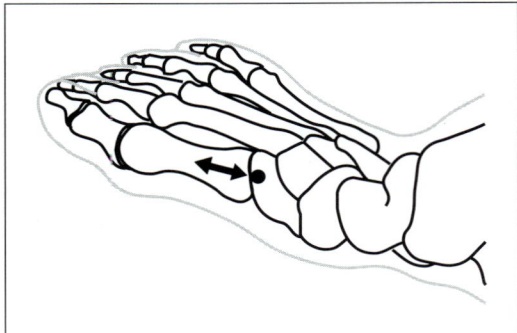

9.6b

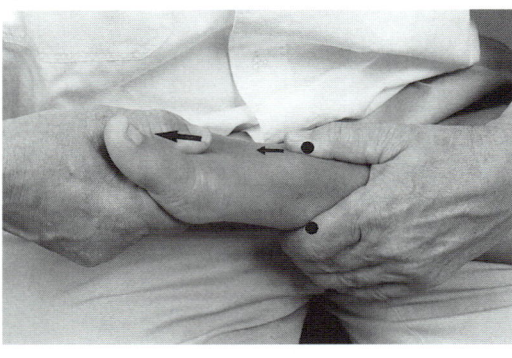

9.6c

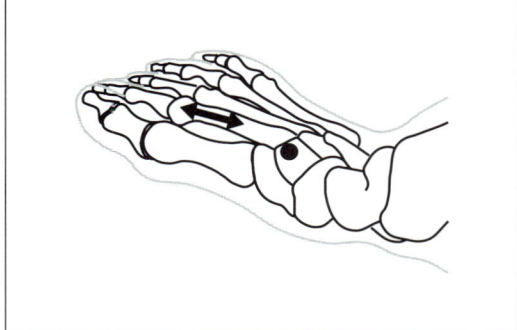

9.6d

Ausgangsstellung: Bei Traktion der medial gelegenen Tarso-Metatarsalgelenke I (a, b) und II (c, d) erfolgt der Griff von medial, der laterale Fußrand wird am Körper des Therapeuten abgestützt. Beim 3.–5. Gelenk erfolgt der Griff von lateral, und der mediale Fußrand wird am Körper des Therapeuten abgestützt.

Ausführung: Die **Fixation** erfolgt an den distalen Fußwurzelknochen, den Cuneiformia 1–3 für die ersten 3 Metatarsalia und am Cuboid für das Metatarsale 4 + 5. Die **mobilisierende Hand** ergreift jeweils **gelenkfern das zugehörige Mittelfußköpfchen** und führt eine Zugbewegung nach distal aus (Traktion).

Test 2:   **Dorsoplantargleiten in den Tarso-Metatarsalgelenken** (Abb. 9.7 a–d)

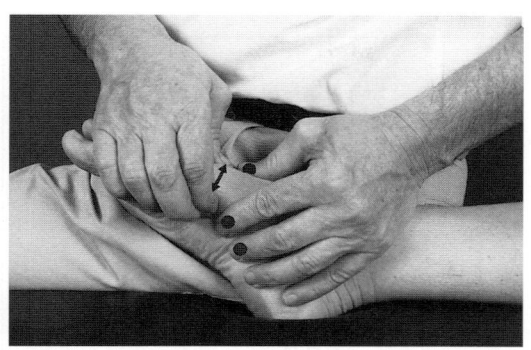

9.7a

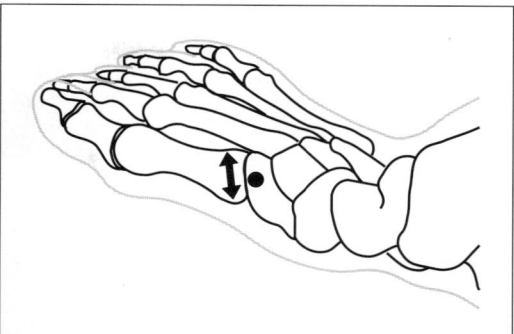

9.7b

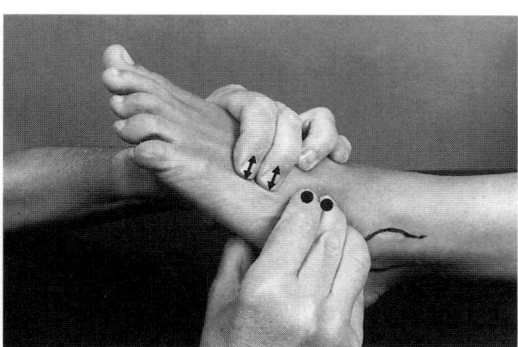

9.7c

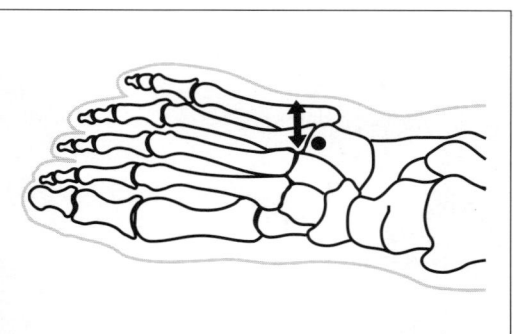

9.7d

Ausgangsstellung und Ausführung: Gleiche Griffpositionen der fixierenden Hand an den distalen Fußwurzelknochen wie bei der Traktion.

Die **mobilisierende Hand greift jetzt gelenknah** die jeweils zugehörige Metatarsalbasis und führt das dorsoplantare parallele Gleiten aus: (a,b) Tarso-Metatarsalgelenk I, (c,d) Tarso-Metatarsalgelenk IV.

Test 3/4: Dorsoplantargleiten in den Intermetatarsalgelenken und zwischen den Metatarsalköpfchen (Abb. 9.8 a–d)

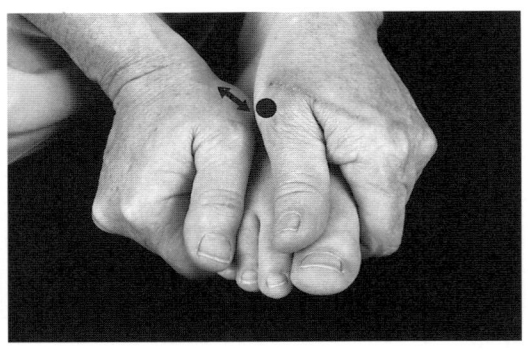

9.8a

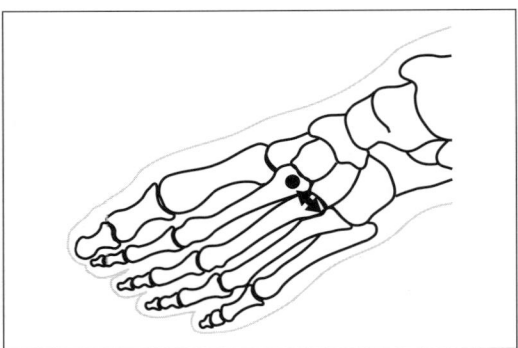

9.8b

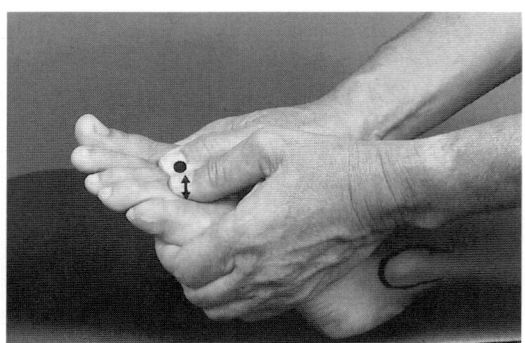

9.8c

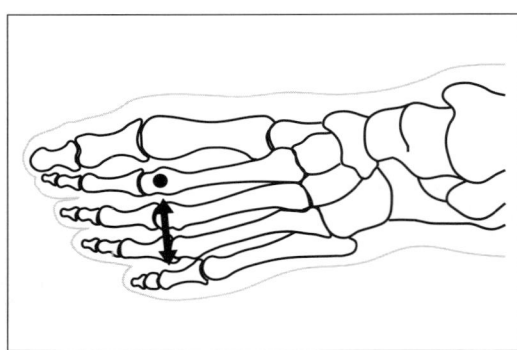

9.8d

Die intermetatarsalen Gelenke sind für die **Elastizität der Quergewölbe bei Belastung** verantwortlich. Untersucht wird das Dorsoplantargleiten zur Gewölbeabflachung bei Belastung:

- **proximal (a, b)**: in den Metatarsalgelenken (geringe Beweglichkeit),
- **distal (c, d)**: zwischen den Metatarsalköpfchen (ausgiebige Beweglichkeit, da es sich hier um einen Bändertest handelt; untersucht wird das Lig. transversum metatarseum profundum).

9.4 Translatorische Gelenktests der Fußwurzelgelenke (Zehnertest)

Die Untersuchung der Fußwurzel geschieht systematisch in vier Gruppen. Die **3** distalen Fußwurzelgelenke werden von distal untersucht, die **2** Gelenke des medialen Fußrandes im Längsgewölbe des Fußes von medial, das **1** Gelenk des lateralen Fußrandes von lateral und die **2 Sprunggelenke von plantar. In der folgenden Aufzählung wird jeweils der erstgenannte Gelenkpartner fixiert, der zweite bewegt.**

3 distale Fußwurzelgelenke
Test 1: Dorsoplantargleiten zwischen Cuneiforme III bzw. Naviculare und Cuboideum (Abb. 9.9)
Test 2: Dorsoplantargleiten zwischen Cuneiforme II und Cuneiforme III (Abb. 9.10)
Test 3: Dorsoplantargleiten zwischen Cuneiforme II und Cuneiforme I (Abb. 9.11)

2 Gelenke des medialen Fußrandes (Längsgewölbe)
Test 4: Dorsoplantargleiten zwischen Naviculare und Cuneiformia I bis III (Abb. 9.12)
Test 5: Dorsoplantargleiten zwischen Talus und Naviculare (Abb. 9.13)

1 Gelenk am lateralen Fußrand
Test 6: Dorsoplantargleiten zwischen Calcaneus und Cuboideum (Abb. 9.14)

2 Sprunggelenke:
Unteres Sprunggelenk
Test 7: Traktion des Calcaneus nach plantar (Abb. 9.15)
Test 8: Mediolateralgleiten des Calcaneus (Abb. 9.16)
Oberes Sprunggelenk
Test 9: Traktion des Talus nach plantar (Abb. 9.17)
Test 10: Dorsoventralgleiten zwischen Talus und Knöchelgabel (Abb. 9.18)

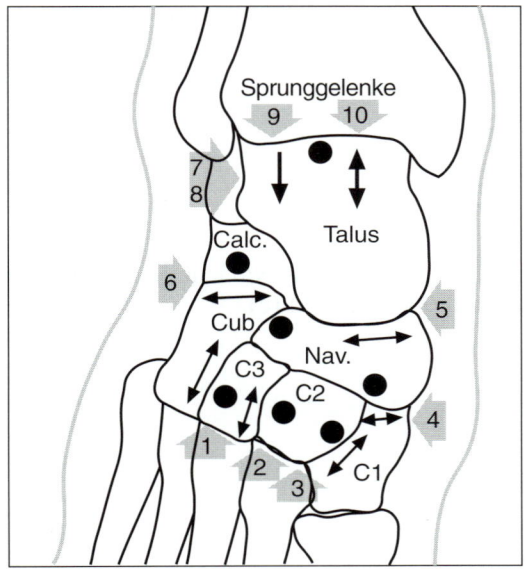

Übersicht zu Abb. 9.10–9.18

Drei distale Fußwurzelgelenke

Test 1: Dorsoplantargleiten zwischen Cuneiforme III, Naviculare und Cuboideum
(Abb. 9.9 a–c)

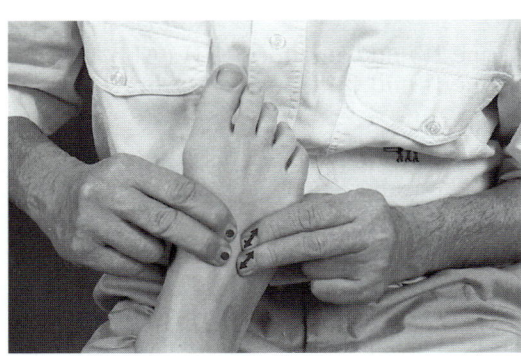

9.9a

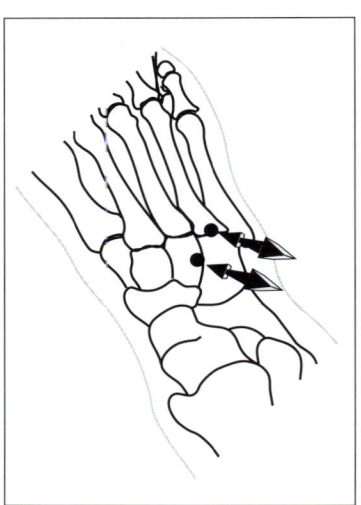

9.9b

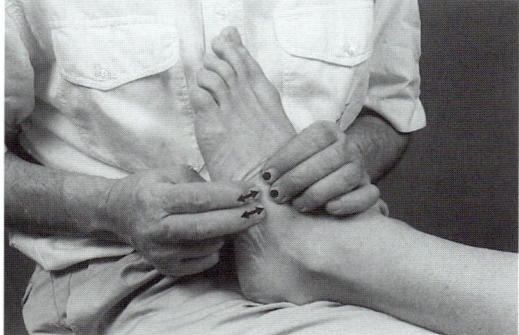

9.9c

Untersuchung von distal. **Fixiert** wird das Cuneiforme III und das Naviculare, **mobilisiert** wird das Cuboideum. Ansicht von proximal (a, b) und von lateral (c).

Test 2: Dorsoplantargleiten zwischen Cuneiforme II und Cuneiforme III
(Abb. 9.10 a, b)

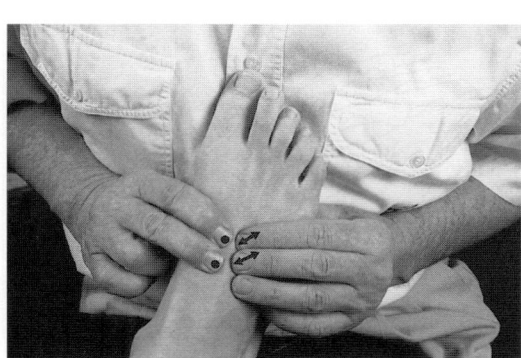

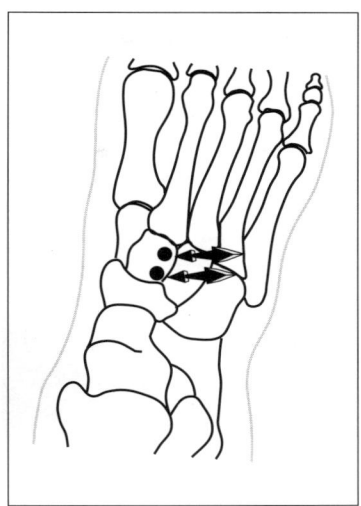

9.10a   **9.10b**

Untersuchung von distal. **Fixiert** wird das Cuneiforme II, **mobilisiert** wird das Cuneiforme III.

Test 3: Dorsoplantargleiten zwischen Cuneiforme II und Cuneiforme I
(Abb. 9.11 a, b)

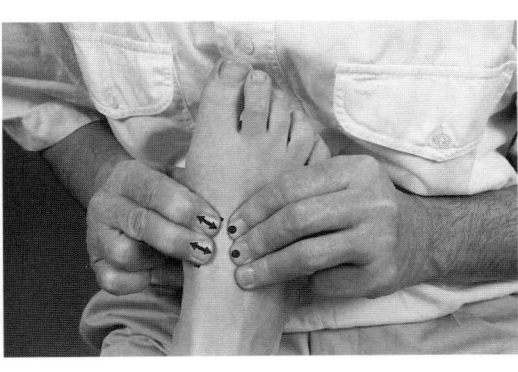

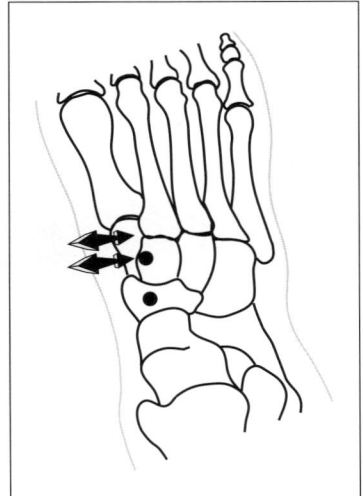

9.11a   **9.11b**

Untersuchung von distal. **Fixiert** wird das Cuneiforme II und Naviculare, **mobilisiert** wird das Cuneiforme I.

Zwei Gelenke am medialen Fußrand

Test 4: Dorsoplantargleiten zwischen Naviculare und Cuneiformia I bis III
           (Abb. 9.12 a, b)

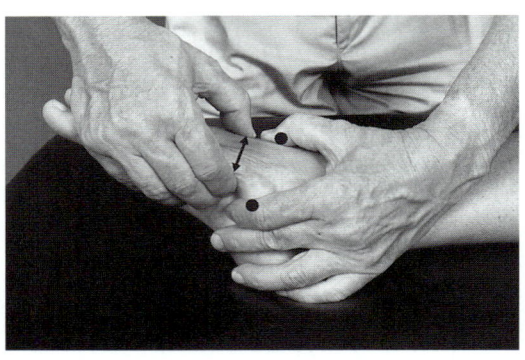
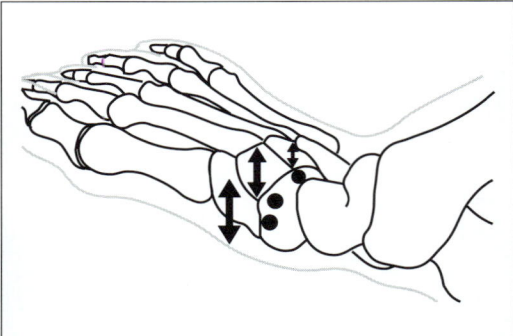

9.12a   **9.12b**

Untersuchung von medial. Der laterale Fußrand wird am Körper des Therapeuten fixiert. **Fixiert** wird außerdem das Naviculare, **mobilisiert** werden die Cuneiformia I bis III.

Test 5: Dorsoplantargleiten zwischen Talus und Naviculare (Abb. 9.13 a, b)

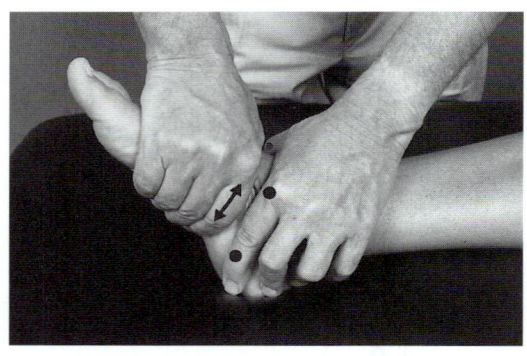
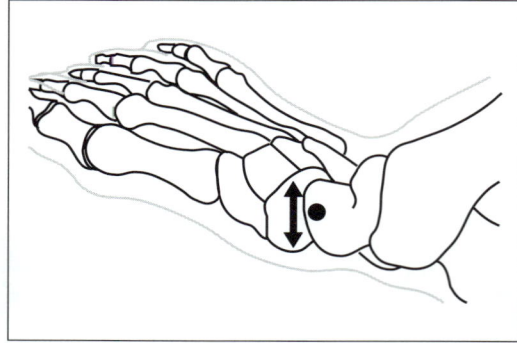

9.13a   **9.13b**

Untersuchung von medial. **Fixiert** wird der Talus, **mobilisiert** das Naviculare.

Ein Gelenk am lateralen Fußrand

> **Test 6: Dorsoplantargleiten zwischen Calcaneus und Cuboideum** (Abb. 9.14 a, b)

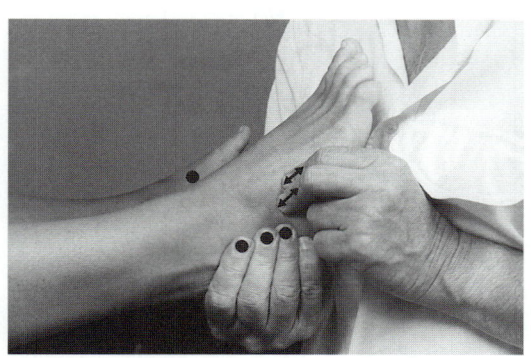
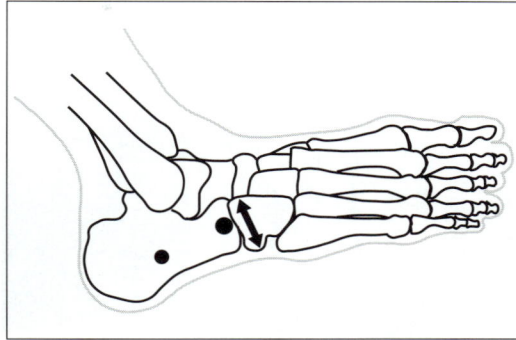

9.14a   **9.14b**

Untersuchung von lateral oder plantar. **Fixiert** wird der Calcaneus, **mobilisiert** das Cuboideum.

Zwei Sprunggelenke
Unteres Sprunggelenk

> **Test 7: Traktion des Calcaneus** (Abb. 9.15 a, b)

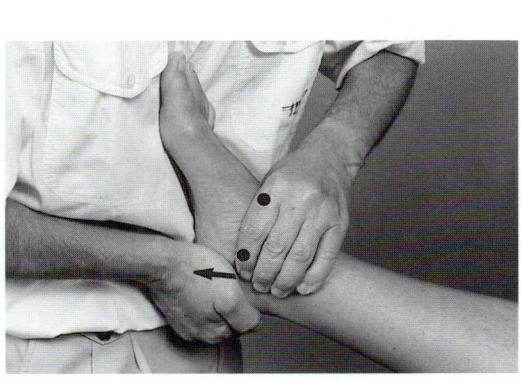
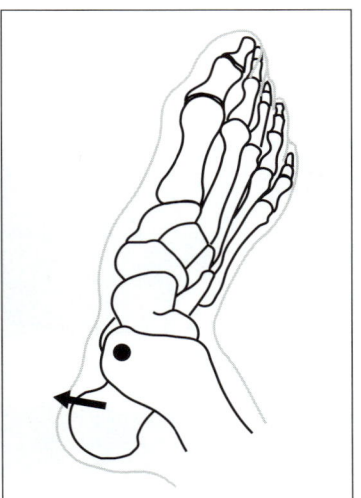

9.15a   **9.15b**

Untersuchung von plantar. Knöchelgabel und Talus werden **fixiert**, der Calcaneus wird nach plantar **mobilisiert**.

Test 8: Mediolateralgleiten des Calcaneus (Abb. 9.16 a, b

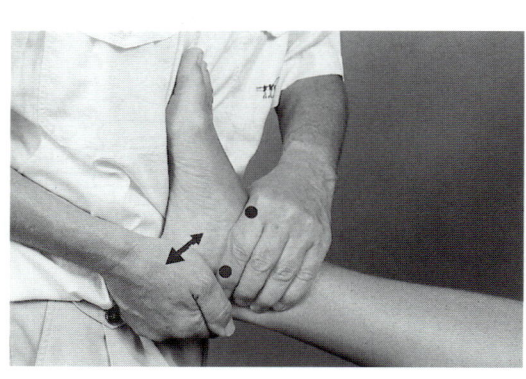

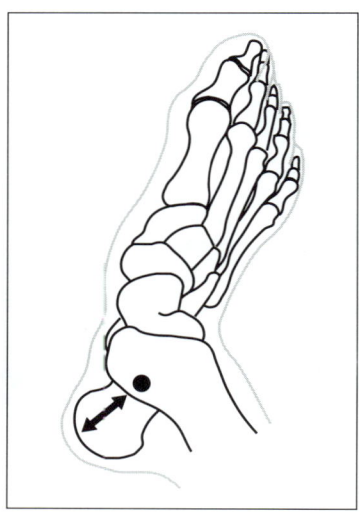

9.16a   **9.16b**

Untersuchung von plantar. Knöchelgabel und Talus werden wie zuvor **fixiert**, der Calcaneus wird nach medial und lateral **mobilisiert**.

Oberes Sprunggelenk

Test 9: Traktion des Talus (Abb. 9.17 a, b)

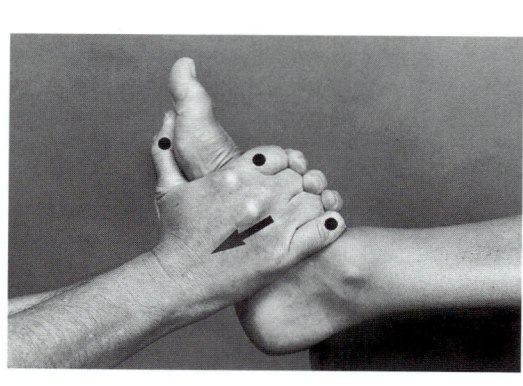

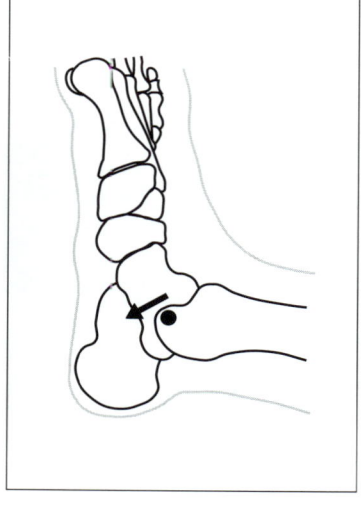

9.17a   **9.17b**

Untersuchung von plantar. Unterschenkel und Knöchelgabel werden **fixiert**, der Talus wird nach plantar **mobilisiert**.

Test 10: Dorsoventralgleiten zwischen Talus und Unterschenkel (Knöchelgabel) (Abb. 9.18 a, b)

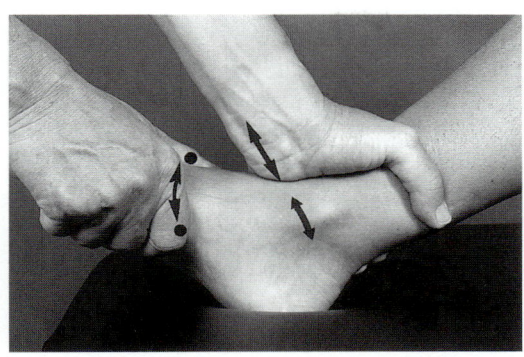
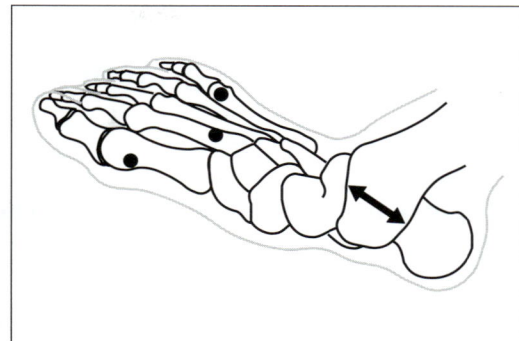

9.18a   **9.18b**

Untersuchung von distal. Der gesamte Fuß einschließlich **Talus wird fixiert. Unterschenkel und Knöchelgabel** werden **nach ventral und dorsal mobilisiert**. Die fixierende Hand erlaubt etwas Mitbewegung.

9.5 Translatorischer Gelenktest im unteren Tibiofibulargelenk (Knöchelgabel)

Ventrodorsalgleiten im unteren Tibiofibulargelenk (Syndesmose) (Abb. 9.19 a, b)

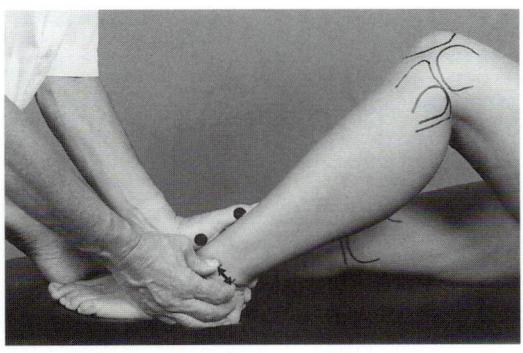
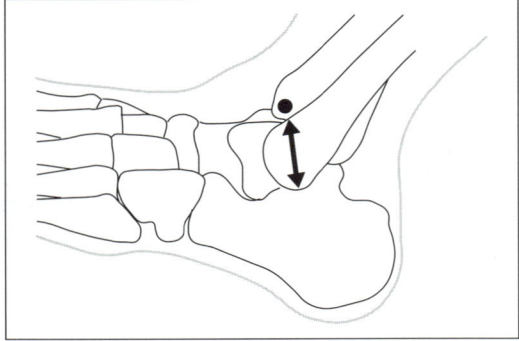

9.19a   **9.19b**

Anmerkung:
Fixiert werden der Fuß (auf dem Untersuchungstisch) und manuell die Tibia.

Mobilisiert wird der Außenknöchel nach dorsal und ventral.

Bei pathologischem Befund muß auch das obere Tibiofibulargelenk mit untersucht werden (s. Abb. 10.12a, b).

10 Untersuchung des Kniegelenks

Untersuchungsprogramm

1 Inspektion:
Form- und Stellungsänderungen im Ober- und Unterschenkelrelief
— Ventralseite
— Seitenansicht
— Dorsalseite

2 Aktive und passive Bewegungsprüfung von Knie- und Femoropatellargelenk
— Kniegelenk
— Gleitbewegungen der Patella im Femoropatellargelenk

3 Palpation des Kniegelenks (Abb. 10.2–10.4)

4 Translatorische Gelenktests
— Femoropatellargelenk (Abb. 10.5, 10.6)
— Femorotibialgelenk (Abb. 10.7–10.11)
— Oberes Tibiofibulargelenk (Abb. 10.12)

5 Meniskus- und Bändertests
— Sagittalebene
— Frontalebene
— Transversalebene
— Testung Meniskushinterhörner
— Tests bei anterolateraler Rotationsinstabilität

10.1 Kurzgefaßtes Untersuchungsschema des Kniegelenks

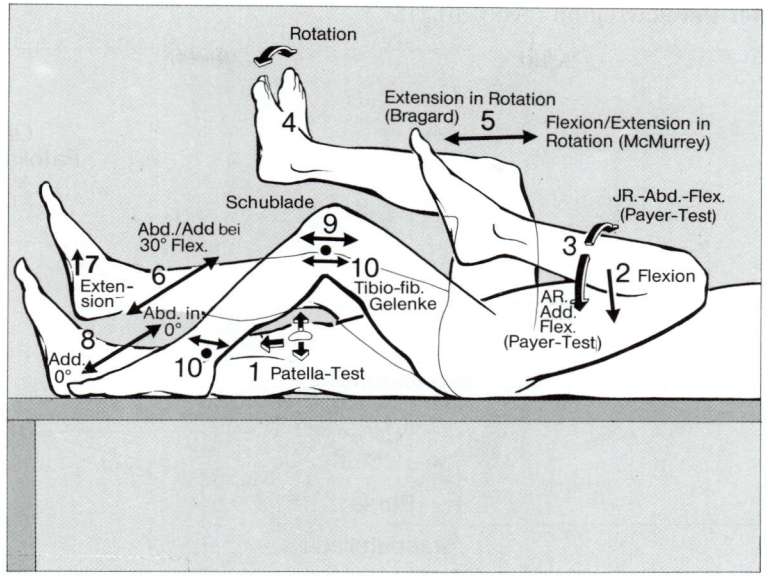

Abb. 10.1 Die 10 wichtigsten Bewegungstests (aus: *Frisch, H.:* Programmierte Untersuchung des Bewegungsapparates. 6. Aufl. Springer, Berlin-Heidelberg 1995)

1. **Femoropatellargelenk:** Patellargleiten/Test Bandapparat (Retinacula)/Quadricepsverkürzung
2. **Maximale Knieflexion:** Anguläres Gelenkgleiten/Test Streckapparat/Kompression Meniskushinterhörner
3. **Payer Test:** Kombinierter Test: Kapsel-Bandapparat – Meniskushinterhörner
4. **Rotation: Unterschenkel:** Tibiagleiten/Test medialer und lateraler Kapsel-Bandapparat
5. **Flexion/Extension Kniegelenk in Rotation:** Meniskustests: Mac Murrey-/Bragard-Test
6. **Ad- und Abduktion in Streckstellung:** Stabilität dorsale Kapselschale/Kompression medialer bzw. lateraler Meniskus/Stabilität Kollateralbänder
7. **Ad- und Abduktion in Flexion:** 30° Flexion + Innen- bzw. Außenrotation = Test für den lateralen bzw. medialen Kapsel-Bandapparat
8. **Hyperextension:** Stabilität dorsale Kapselschale/Kompression Meniskusvorderhörner
9. **Schubladentest:** in Innen- bzw. Außenrotation = Test Kreuzbänder und Seitenbänder/ Translatorischer Gleittest Tibia
10. **Tibiofibulargelenke:** Gleittests oberes und unteres Tibiofibulargelenk

10.2 Palpation des Kniegelenks

Palpation der Patellarregion (Abb. 10.2)

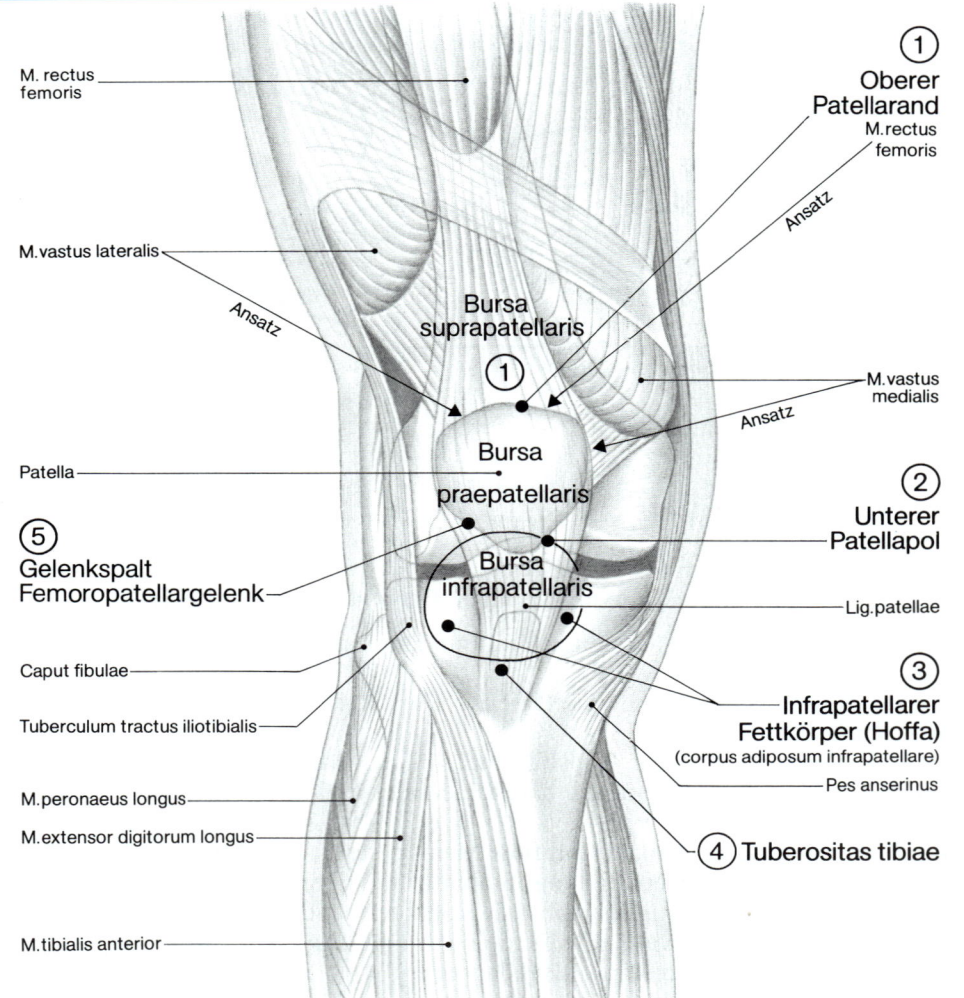

M. rectus femoris

M.vastus lateralis

Ansatz

Patella

⑤
Gelenkspalt
Femoropatellargelenk

Caput fibulae

Tuberculum tractus iliotibialis

M.peronaeus longus

M.extensor digitorum longus

M.tibialis anterior

Bursa suprapatellaris
①

Bursa praepatellaris

Bursa infrapatellaris

①
Oberer
Patellarand
M.rectus femoris

Ansatz

M.vastus medialis

Ansatz

②
Unterer
Patellapol

Lig.patellae

③
Infrapatellarer
Fettkörper (Hoffa)
(corpus adiposum infrapatellare)

Pes anserinus

④ Tuberositas tibiae

10.2 (aus: *Frisch, H.:* Programmierte Untersuchung des Bewegungsapparates. 6. Aufl. Springer, Berlin-Heidelberg 1995)

Palpiert werden die Patella und das Patellaleitwerk:

- **Einbettung der Patella in den Quadriceps femoris**
  — **Muskelansätze** am oberen Patellarand ①
  — **Bandansatz** am unteren Pol: Lig. patellae ②
- **Bursae** suprapatellaris, praepatellaris, infrapatellaris
- **Infrapatellarer Fettkörper** ③
- **Tuberositas tibiae** als Ansatzstelle des Lig. patellae ④
- **Gelenkspalt** des Femoropatellargelenks ⑤

Palpation der Knieinnenseite (Abb. 10.3)

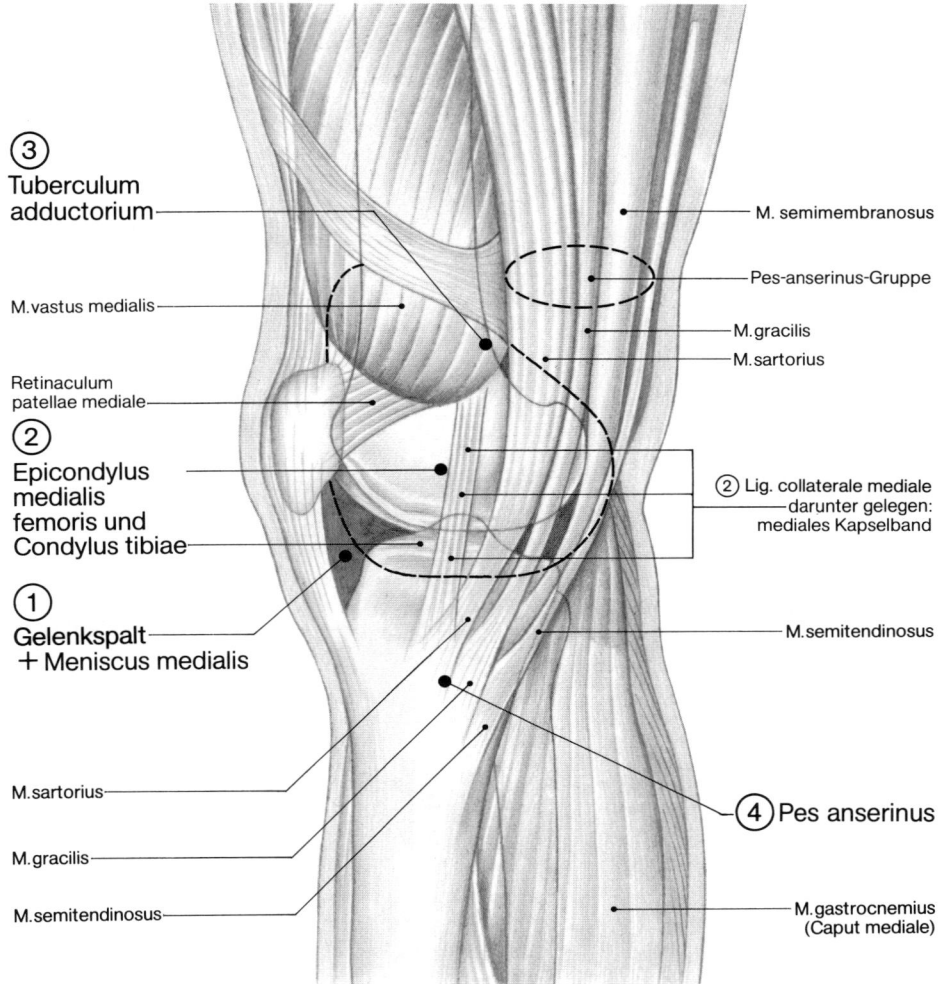

③
Tuberculum
adductorium

M. vastus medialis

Retinaculum
patellae mediale

②
Epicondylus
medialis
femoris und
Condylus tibiae

①
Gelenkspalt
+ Meniscus medialis

M. sartorius

M. gracilis

M. semitendinosus

M. semimembranosus

Pes-anserinus-Gruppe

M. gracilis
M. sartorius

② Lig. collaterale mediale
darunter gelegen:
mediales Kapselband

M. semitendinosus

④ Pes anserinus

M. gastrocnemius
(Caput mediale)

10.3 (aus: *Frisch, H.:* Programmierte Untersuchung des Bewegungsapparates. 6. Aufl. Springer, Berlin-Heidelberg 1995)

Palpiert werden:

- **Gelenkspalt** (medialer Meniskus) mit medialen Seitenbändern ①
- die angrenzenden Knochen:
  Epicondylus medialis femoris und Condylus tibiae ②
- **Tuberculum adductorium** als Ansatzstelle des Adductor magnus ③
- **Pes anserinus** als Ansatzstelle der medialen Kniestabilisatoren ④
  — Sartorius
  — Gracilis
  — Semitendinosus

Palpation der Knieaußenseite(Abb. 10.4)

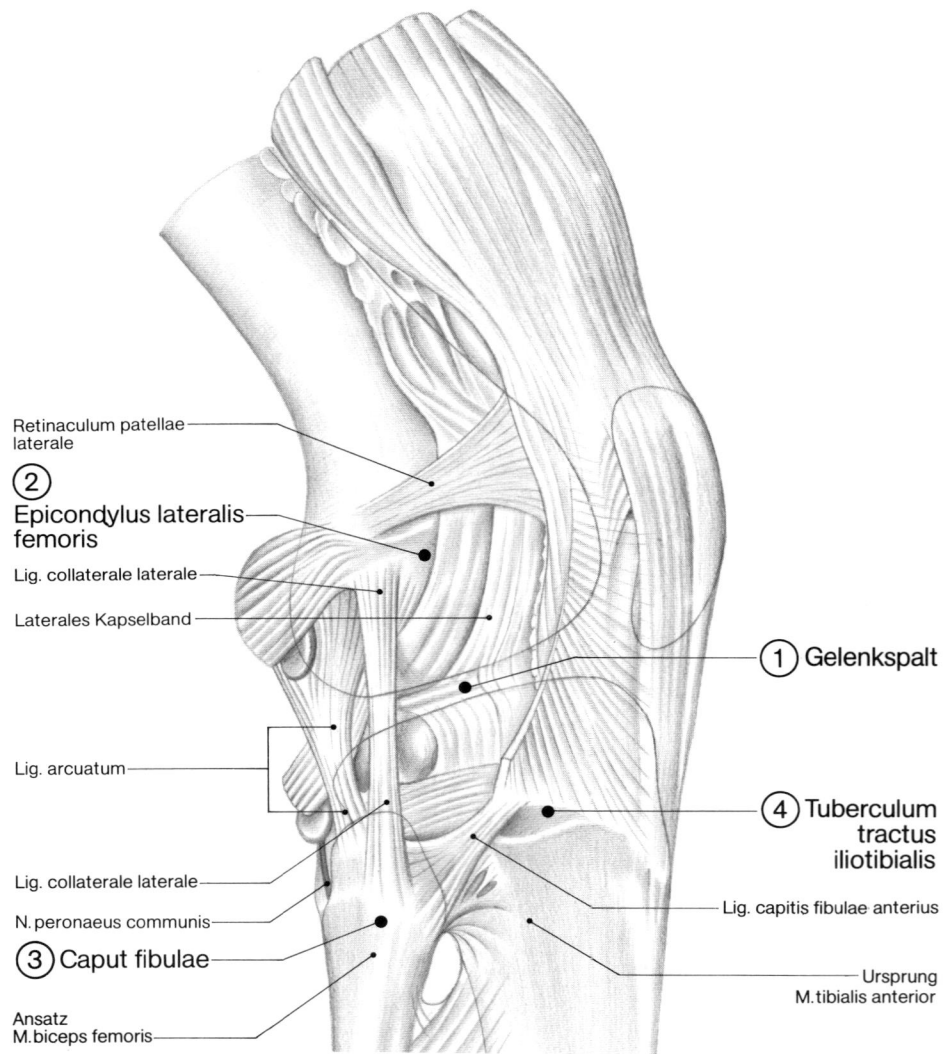

Retinaculum patellae laterale

② **Epicondylus lateralis femoris**

Lig. collaterale laterale

Laterales Kapselband

① Gelenkspalt

Lig. arcuatum

④ Tuberculum tractus iliotibialis

Lig. collaterale laterale

N. peronaeus communis

③ Caput fibulae

Lig. capitis fibulae anterius

Ursprung M. tibialis anterior

Ansatz M. biceps femoris

10.4 (aus: *Frisch, H.:* Programmierte Untersuchung des Bewegungsapparates. 6. Aufl. Springer, Berlin-Heidelberg 1995)

Palpiert werden:

- **Gelenkspalt** und lateraler Bandapparat ①
- **Epicondylus lateralis femoris** mit Bandansätzen ②
- **Caput fibulae** mit Bandansätzen und Ansatz des Biceps femoris und (dorsal davon) der N. peroneus communis ③
- **Tuberculum tractus iliotibialis** ④

10.3 Translatorische Gelenktests der Patella

Medial-lateralgleiten der Patella (Abb. 10.5 a, b)

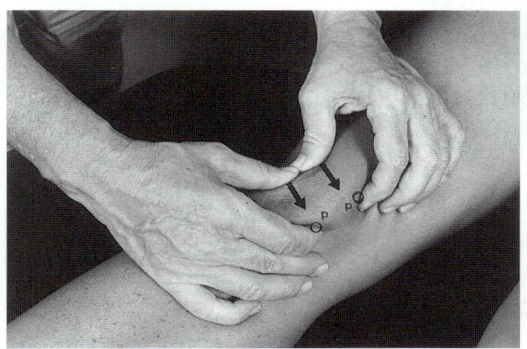 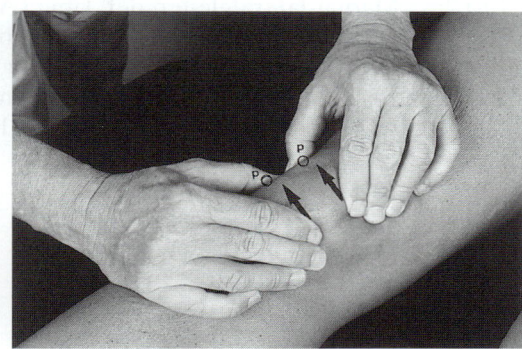

10.5a   **10.5b**

Ausgangsstellung: Knie in Streckstellung.
Der Untersucher steht seitlich vom liegenden Patienten und faßt die Patella beiderseits mit Daumen und Zeigefinger.

Ausführung: Die Patella wird abwechselnd nach medial und lateral geschoben zur Prüfung der Gleitfläche, der Gelenkkapsel und der Stabilität des seitlichen Bandapparates (Retinacula).

Kaudalgleiten der Patella (Abb. 10.6 a, b)

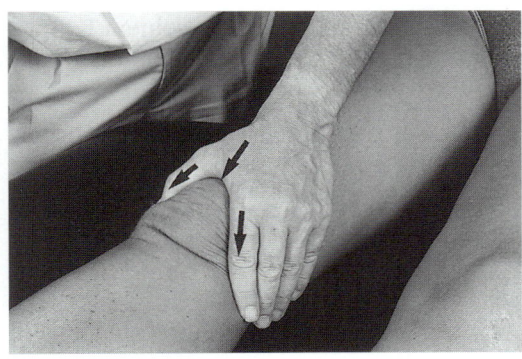 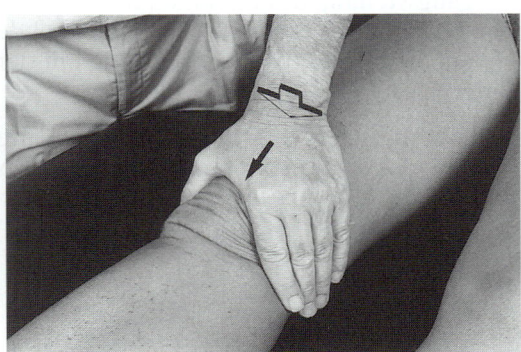

10.6a   **10.6b**

Ausgangsstellung: Knie in Streckstellung. Der Untersucher steht seitlich vom liegenden Patienten und umfaßt mit Daumen und Zeigefinger den oberen Patellarand von kranial.

Ausführung: Kaudalschub der Patella **mit und ohne Kompression**. Die Durchführung **ohne Kompressionsdruck** führt zur Dehnung des zur Verkürzung neigenden Rectus femoris. Die Durchführung **mit Kompression** dient der Prüfung der Gelenk-Gleitflächen an den Femurkondylen auf Vorliegen degenerativer Veränderungen (Chondropathie/Arthrosis deformans).

10.4 Translatorische Gelenktests im Kniegelenk

Test 1:   Traktion des Kniegelenks (Abb. 10.7)
Test 2:   Medial-lateralgleiten der Tibia (Abb. 10.8)
Test 3:   „Gapping" des Kniegelenks (Abb. 10.9)
Test 4:   Dorsoventrales Gleiten der Tibia in 10° Beugung (Abb. 10.10)
Test 5:   Ventrodorsales Gleiten der Tiia in 90° Beugung sowie Innen- und Außenrotation (Schubladentest) (Abb. 10.11)

Test 1:   Traktion des Kniegelenks (Abb. 10.7 a, b)

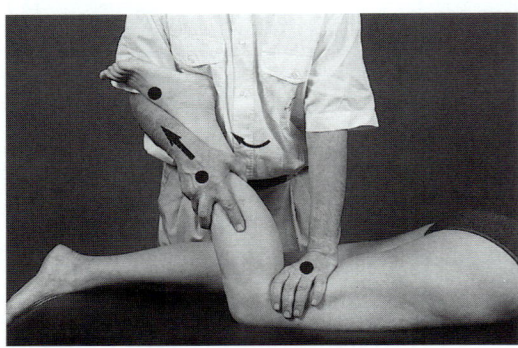
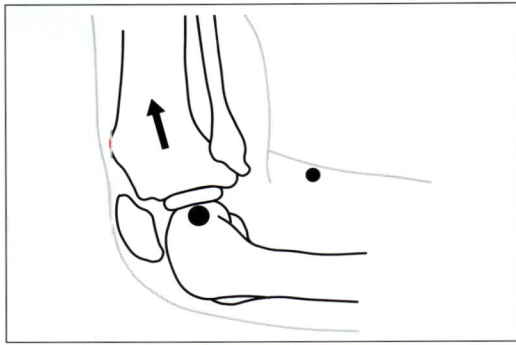

10.7a   **10.7b**

Ausgangsstellung des Patienten in Bauchlage.
Der Untersucher faßt den Unterschenkel des Patienten und fixiert ihn an seinem Körper wie auf Abb. a; er fixiert gleichzeitig mit der anderen Hand dessen Oberschenkel auf der Unterlage.

Ausführung: Der Traktionsimpuls am Unterschenkel erfolgt durch eine kleine Körperdrehung des Therapeuten mit dem am Körper fixierten Bein.

Test 2:   Medial-lateralgleiten im Kniegelenkgelenk (Abb. 10.8 a, b)

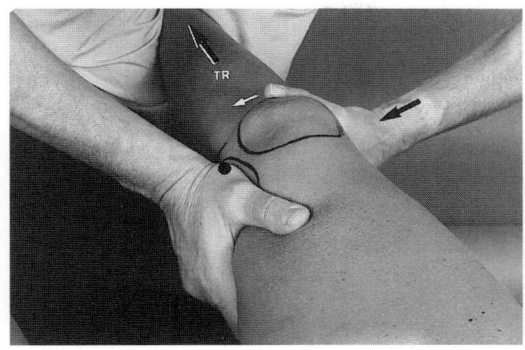 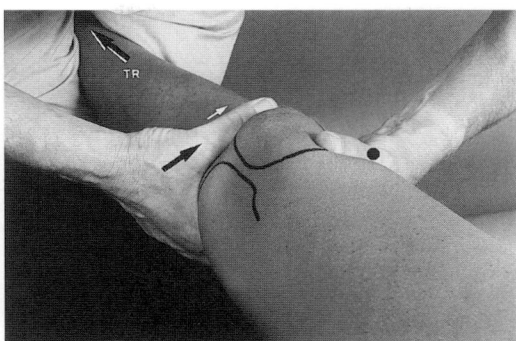

10.8a   **10.8b**

Ausgangsstellung: Patient in Rückenlage.

Ausführung: Der Untersucher **fixiert den Oberschenkel abwechselnd** von medial bzw. lateral. Die **andere Hand am Unterschenkel schiebt diesen gegen die Fixationsseite** zur Prüfung der Gleitfähigkeit der Gelenkflächen und der Stabilität des Kapsel-Bandapparates. Die mediale und laterale Gleitbewegung erfolgt **unter leichter Traktion** vor allem zwischen Tibia und Unterfläche der Menisci, die mit ihrer konkaven Oberfläche die Gelenkpfanne für die Femurkondylen ergänzen und bei den Gleitbewegungen passiv von den Kondylen des Femurs mitgenommen werden.

Test 3:   „Gapping" (Bändertest) am Kniegelenk (Abb. 10.9 a, b)

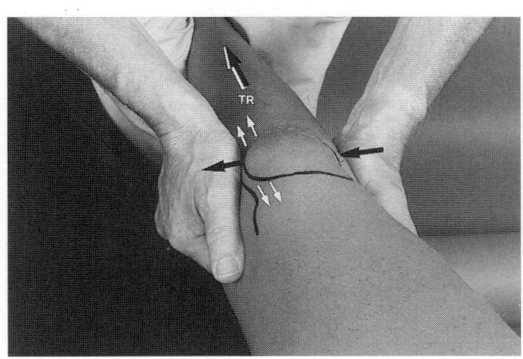 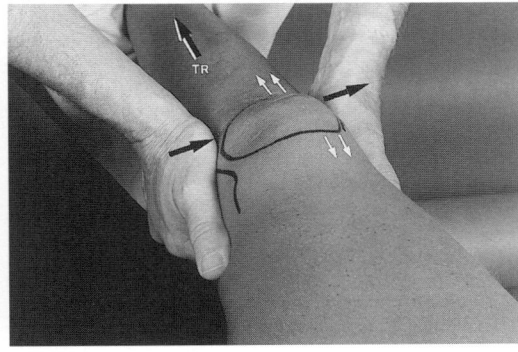

10.9a   **10.9b**

Ausgangsstellung: wie Medial-lateralgleiten. Unterschenkel in leichter Traktion und Flexion.

Ausführung: Das „Aufklappen" des Kniegelenkspalts nach lateral und medial ist **eine partielle Gelenktraktion auf der Seite der Abduktion bzw. Adduktion** des Unterschenkels und zugleich ein Bändertest auf Stabilität.

Test 4:   Dorsoventrales Gleiten im Kniegelenk in 10° Beugung (Abb. 10.10)

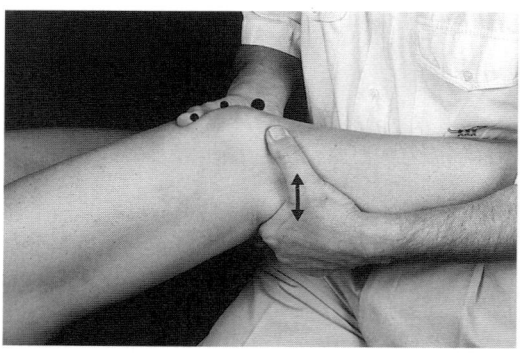

10.10

Ausgangsstellung: Patient in Rückenlage mit leichter Beugestellung des Kniegelenks (10°).

Durchführung: Mit der **Fixationshand** umfaßt der Untersucher den **Oberschenkel**, mit der **Mobilisationshand den Unterschenkel** in unmittelbarer Nähe des Gelenkspalts zur Durchführung einer Gleitbewegung von dorsal nach volar.
Der Test dient der **Prüfung der Stabilität der Kreuzbänder.**

Test 5:   Ventrodorsales Gleiten der Tibia bei 90° Beugung sowie Innen- und Außenrotation (Abb. 10.11 a, b)

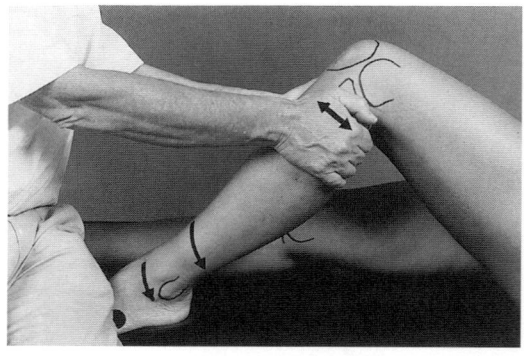 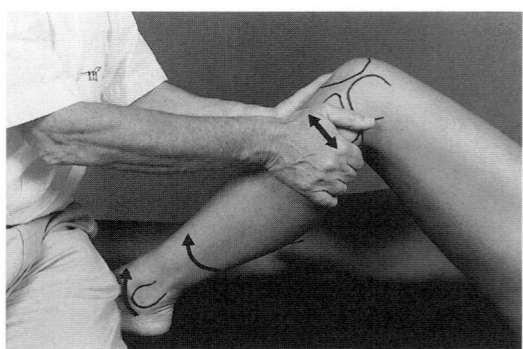

10.11a   **10.11b**

Ausgangsstellung: Patient in Rückenlage. Mit rechtwinklig gebeugtem Knie stellt der Patient den Fuß des untersuchten Beines auf den Untersuchungstisch.

Ausführung: Der Untersucher umfaßt den Unterschenkel des Patienten mit beiden Händen unmittelbar unterhalb des Gelenkspalts und **bewegt den Unterschenkel einmal bei Innenrotation und einmal bei Außenrotation in ventrodorsaler Richtung.** Es handelt sich um einen kombinierten Test auf Gleitfähigkeit des Gelenks und Stabilität des medialen Bandapparates und des vorderen Kreuzbandes bei Außenrotation. Das hintere Kreuzband und der laterale Bandapparat werden bei Innenrotation geprüft.

10.5 Translatorisches Gleiten der Fibula im oberen Tibiofibulargelenk

Ventrodorsalgleiten im oberen Tibiofibulargelenk (Abb. 10.12 a, b)

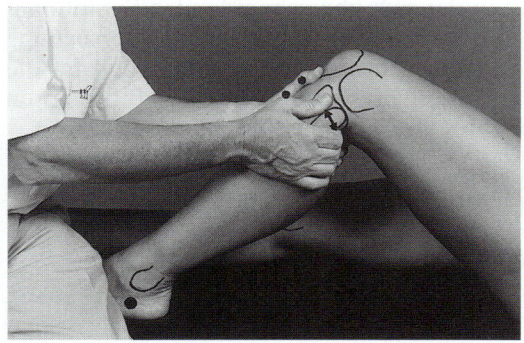 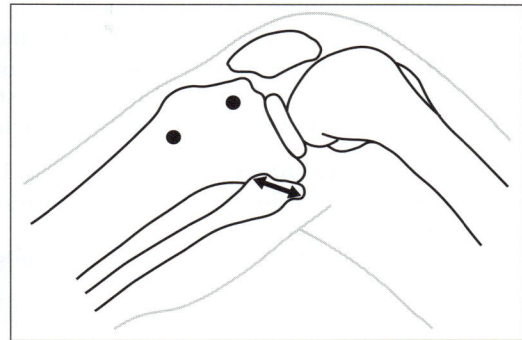

10.12a   **10.12b**

Untersuchung von ventral. Das 90° gebeugte Kniegelenk steht mit dem Fuß auf dem Untersuchungstisch. Die **Tibia wird von medial fixiert**, das **Fibulaköpfchen** wird mit Daumen und Zeigefinger **nach ventral und dorsal bewegt**.

11 Untersuchung des Hüftgelenks (in der LBH-Region)

Die Untersuchung des Hüftgelenks erfolgt wegen der sich überschneidenden Symptomatik mit den Störungen des Sakroiliakalgelenks und der LWS **im Rahmen der Untersuchung der LBH-Region** (Lenden-Becken-Hüftregion). In diesem Kapitel werden daher nur die Traktion des Hüftgelenkes und die wichtigsten Muskelverkürzungstests der Hüftflexoren beschrieben. **Indikationen für die Untersuchung des Hüftgelenks sind u.a.:**

— **anamnestische Hinweise**, wie Hüft- und Leistenschmerz,
— **Funktionseinschränkung** bei Innenrotation und Abduktion der Hüfte (Kapselmuster), **Trochanterklopfschmerz**.
— Symptome im Bereich der Lendenwirbelsäule

- **Inspektion**
— Gesamtinspektion, im Stehen (Haltung/Beckenstand/Schultergürtel/Wirbelsäulenkrümmungen/Körperkonturen)
— LBH-Region, in Bauchlage }
— LBH-Region, in Rückenlage } (Beckenstellung/Beinlängendifferenz/Wirbelsäule)

- **Aktive und passive Bewegungsprüfung der LBH-Region**
— Beine, im Stehen
— LBH-Region, in Bauchlage (Hyperextension, Rotation Hüftgelenke)
— LBH-Region, in Rückenlage (Hüft- und Kniegelenke)

- **Palpation der LBH-Region**
— LBH-Region, in Bauchlage (s. Kap. 16)
— LBH-Region, in Rückenlage (s. Kap. 18)

- **Translatorische Gelenktests**
— Traktion des Hüftgelenkes (Abb. 11.2)
— LBH-Region, in Bauchlage (s. Kap. 16)
— LBH-Region, in Rückenlage (s. Kap. 18)

- **Muskeltests am Hüftgelenk**
— LBH-Region, im Stehen (Verkürzungstests Iliopsoas, Triceps surae)
— LBH-Region, im Sitzen (Widerstandstest Hüftmuskeln)
— LBH-Region, in Bauchlage (Hüftextensoren und Rotatoren/Knieflexoren/Rückenmuskeln)
— LBH-Region, in Seitenlage (Hüftgelenkabduktoren und Adduktoren)
— LBH-Region, in Rückenlage (Hüft- und Bauchmuskeln), einschließlich Verkürzungstests der Hüftbeuger (Abb. 11.3)

11.1 Kurzgefaßtes Untersuchungschema des Hüftgelenks

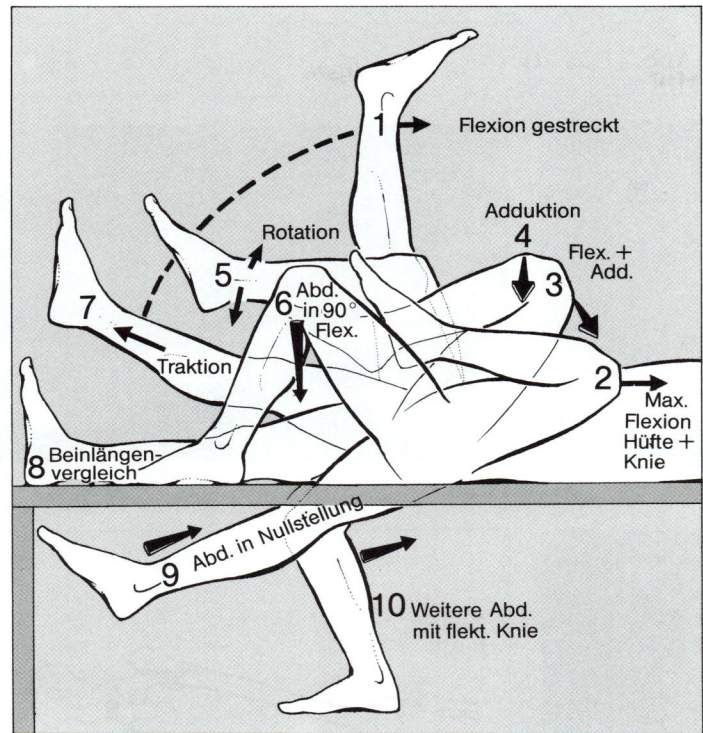

Abb. 11.1 Die 10 wichtigsten Bewegungstests (aus: *Frisch, H.:* Programmierte Untersuchung des Bewegungsapparates. 6. Aufl. Springer, Berlin-Heidelberg 1995)

1. **Gestrecktes Bein heben:** Lasègue/Test auf Verkürzung der Ischiokruralmuskulatur oder Bandscheibenprotrusion
2. **Maximale Flexion Hüft- und Kniegelenk:** Test auf SIG-Nutation/Test Lig. sacrotuberale/LWS-Segmente: Divergenzbewegung/Aufhebung der Lendenlordose = Test auf Verkürzung des Erector spinae
3. **Flexion und Adduktion des Oberschenkels zur anderen Schulter:** Test Lig. sacrospinale
4. **Adduktion des Oberschenkels:** Test Ligg. iliosacralia; Adduktion mit Innenrotation: Piriformistest/Adduktion mit Extension: Tensor fasciae latae;
5. **Innen- und Außenrotation Hüftgelenk:** Kapselmuster/Gelenkgleiten endgradige Rotatorendehnung
6. **Abduktion bei flektiertem Hüftgelenk:** Hyperabduktionstest nach *Patrick-Kubis*/Differenzierung: Verkürzung Adduktoren, Innenrotatoren/Abduktionstest Hüftgelenk und Sakroiliakalgelenk
7. **Traktion Hüftgelenk:** Translatorischer Gelenktest
8. **Streckstellung beider Beine:** Verstärkte Lendenlordose bei verkürzten Hüftbeugern/Knöchelstand = Beinlängendifferenz
9. **Abduktion des Beines in 0-Stellung:** Differentialtest auf Verkürzung Adduktoren und/oder Ischiokruralmuskulatur (1. Stufe)
10. **Weitere Abduktion bei flektiertem Kniegelenk (2. Stufe):** Differenzierung verkürzter Ischiokruralmuskeln bzw. Adduktoren: weitere Abduktion ist möglich = verkürzte Ischiokruralmuskulatur, keine Weiterbewegung möglich. – Adduktorenverkürzung

11.2 Translatorischer Bewegungstest des Hüftgelenks

Traktion des Hüftgelenkes (Abb. 11.2 a–d)

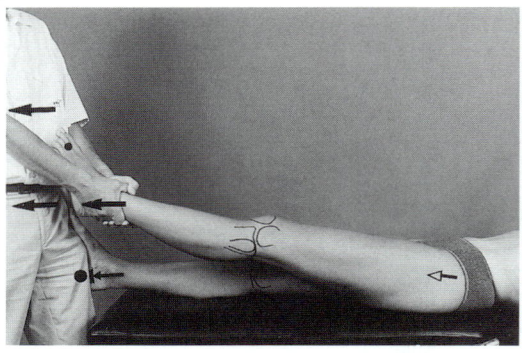

11.2a

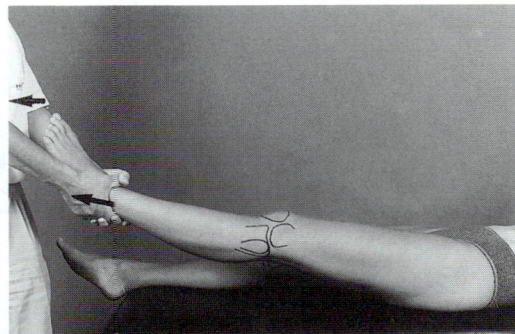

11.2b

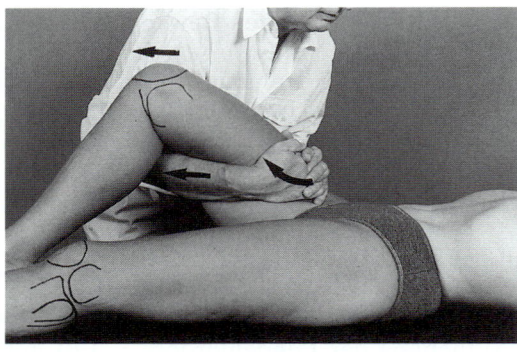

12.2c

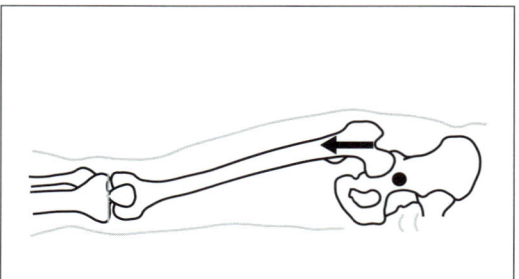

11.2d

Ausgangsstellung: Patient in Rückenlage. Das zu untersuchende **Bein ist gestreckt**.
Der Untersucher steht am besten in Schrittstellung. Er umfaßt mit gefalteten Händen das
Fußgelenk, so daß die Knöchel druckfrei in der Hohlhand ruhen. Der **Fuß wird entweder
am Körper des Untersuchers abgestützt** auch zur Kompression (a) **oder mit den ausge-
streckten Armen gehalten** (b).

Ausführung: Die **Traktion** nach distal erfolgt entweder **durch ein Rückwärtsverlagern des
Körpers** (Mobilisation) (a) oder durch gleichzeitigen kurzen Zug der gestreckten Arme
(b) (Manipulation). Erlaubt das Kniegelenk keine Streckstellung und keinen Längszug,
dann erfolgt der **Zug aus der Leistenbeuge des Patienten** (c). Schemazeichnung zum Text
(d).

11.3 Die wichtigsten Muskelverkürzungstests

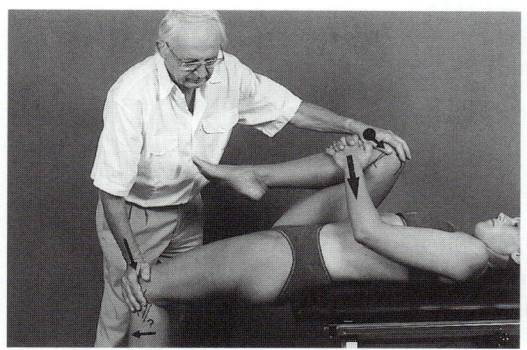

11.3.a

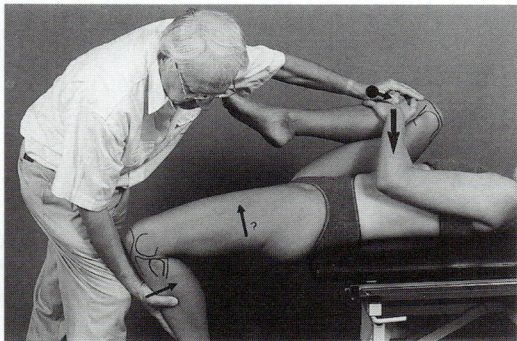

11.3b

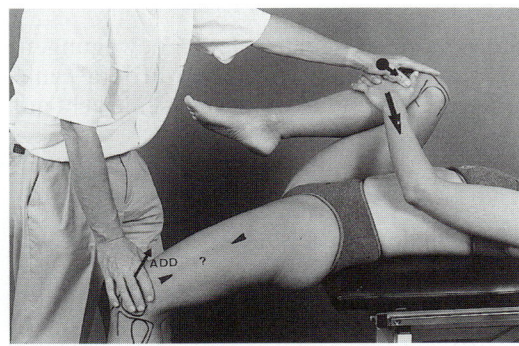

11.3c

Die wichtigsten Verkürzungstests im Bereich des Hüftgelenks werden am

- Iliopsoas
- Rectus femoris
- Tensor fasciae latae

vorgenommen, da diese Muskeln im verkürzten Zustand die Bewegung im Hüftgelenk behindern und damit eine Gelenkfunktionsstörung vortäuschen können.

Ausgangsstellung: Rückenlage. Becken am Tischrand. Das nicht untersuchte Bein wird im **Hüft- und Kniegelenk maximal flektiert** und vom **Patienten und Untersucher fixiert.** Das zu untersuchende Bein hängt frei herab.

Ausführung und Bewertung (nach *Janda*):

- Der in Streckstellung stehende Oberschenkel wird ca. 20° herunter gedrückt. **Bei ver-kürztem Psoas** ist dies nicht möglich. Eine Ausweichbewegung des Unterschenkels in Streckstellung ist pathologisch und spricht für **Verkürzung des Rectus femoris** (Abb. 11.3a).
- Der Unterschenkel wird in vermehrte Beugestellung gedrückt. Eine Ausweichbewe-gung des Oberschenkels durch den **verkürzten Rectus femoris** nach kranial ist patholo-gisch (Abb. 11.3b).
- Eine Adduktionsbewegung des Oberschenkels, die Schmerz oder Muldenbildung über dem Tractus iliotibialis und Abweichen der Patella nach lateral auslöst, spricht für eine **Verkürzung des Tensor fasciae latae** (Abb. 11.3c).

12 Manuelle Diagnostik und Therapie der Wirbelsäule

12.1 Gelenkmechanik

Im Wirbelsegment wird eine allseitige Beweglichkeit des Wirbelkörpers, die an sich aufgrund der Verformungsmöglichkeiten der Bandscheibe möglich wäre, durch die Wirbelbogengelenke auf bestimmte Bewegungsrichtungen eingeengt.

12.1.1 Funktionsbewegungen und translatorische Bewegungen

Alle **Funktionsbewegungen** des menschlichen Körpers sind anguläre Gelenkbewegungen, die in den 3 senkrecht aufeinander stehenden Körperebenen (Sagittal-, Frontal- und Transversalebene) verlaufen, und zwar jeweils um eine Achse, die wiederum senkrecht auf der Bewegungsebene steht.

Die Bewegungen der Wirbelsäule setzen sich aus entsprechenden Bewegungen der Wirbelsegmente zusammen.

Translatorische Bewegungen der Gelenke sind auch an der Wirbelsäule die 2 Grundbewegungen:

- **paralleles Gleiten** und
- **Traktion (Separation)** der Gelenkflächen (s.S. 16).

Diese beiden translatorischen Bewegungen sind wie bereits früher definiert kleine gradlinige **Gleitbewegungen oder Separationen der Gelenkflächen entlang der Bewegungsachsen, die nicht selektiv aktiv ausgeführt werden können**. In den flach gewölbten Wirbelbogengelenken sind sie mit den angulären Gleitbewegungen fast identisch.

12.1.2 Bewegungsebenen

Sagittalebene

Flexion und Extension erfolgen in der Sagittalebene um eine frontale Achse. Sie erfordern **symmetrische Gleitbewegungen in beiden Wirbelbogengelenken** des Segmentes und zwar bei

- **Flexion:** ein **Auseinandergleiten der Gelenkfacetten = Divergenzgleiten** mit Verminderung des Gelenkflächenkontaktes und bei
- **Extension** (Dorsalflexion): ein **Ineinandergleiten der Gelenkfacetten = Konvergenzgleiten** mit zunehmendem Kontakt der Gelenkflächen.

Am Ende der Gleitbewegungen kommt es häufig zu einer **asymmetrischen Traktion der Gelenkflächen (keilförmiger Gelenkspalt)**, so z. B. in der Halswirbelsäule, aber auch bei hypermobilen Gelenken. Dann ist häufig auch der harmonische Bogen der physiologischen Krümmungen der Wirbelsäule durch eine **Stufenbildung in der Wirbelkörperreihe** unterbrochen (sichtbar in Röntgen-Funktionsaufnahmen).

Frontalebene

Das **Seitneigen** in der Frontalebene um eine sagittale Achse erfordert **asymmetrische Gleitbewegungen**, und zwar ein **Konvergenzgleiten auf der Neigungsseite (Konkavseite)** und ein **Divergenzgleiten auf der neigungsabgewandten Seite (Konvexseite)** der durch die Neigung entstehenden Verkrümmung. Die Seitneigebewegungen sind in allen Wirbelsegmenten mit einer Begleitrotation gekoppelt (coupled pattern).

Transversalebene

Die Rotationsbewegungen erfolgen in der Transversalebene um eine longitudinale Achse. Die sogenannten **„Begleitrotationen" beim Seitneigen** sind ein unabdingbarer Teil der Seitneigebewegungen. In den Wirbelbogengelenken der Rotationsseite werden die Gelenkflächen voneinander gelöst, auf die Gegenseite werden sie aufeinandergedrückt.

12.1.3 Begleitrotation (coupled pattern)

Wie kommt bei Lateralflexion im Segment die Richtung der obligaten axialen Rotation zustande? Die Richtung der **Begleitrotation eines Wirbels der Brust- oder Lendenwirbelsäule** bei einer bestimmten Seitneigung hängt davon ab, ob der seitgeneigte Wirbel eines Segments bzw. die Ebene seiner Gelenkflächen nach ventral oder dorsal zur Frontalebene (neutrale Bewegungsebene) geneigt ist. Die Begleitrotation ist bei allen nach ventral zur Frontalebene geneigten Gelenkflächen, d.h. **im Flexionsbereich gleichsinnig zur Seitneigung.**

Beispiel: Rechtsseitneigung im Flexionsbereich ist mit einer Rechtsrotation verbunden.

Stehen die Gelenkflächen der Wirbelbögen aber im Segment von der Frontalebene nach dorsal geneigt, d.h. **im Extensionsbereich (Dorsalflexion)**, dann erfolgt die Begleitrotation **gegensinnig zur Seitneigung**.

Beispiel: Rechtsneigung ist im Extensionsbereich mit einer Linksrotation verbunden.

In der **Halswirbelsäule** ist die **Begleitrotation beim Seitneigen** (außer im Atlas-Axissegment) **immer gleichsinnig**, weil diese Facetten in der Sagittalebene eine **unveränderliche Neigung von 20–70° nach ventral** haben, wodurch die Divergenzbewegungen der neigungsabgewandten Seite im Segment notgedrungen mit einer Bewegung nach ventral, die Konvergenzbewegung auf der Neigungsseite mit einer Bewegung nach dorsal verbunden ist, was zusammen die Rotation ergibt.

Wie entstehen Seitneigung und Begleitrotation im Segment?

Die **Seitneigung** entsteht **durch eine Gewichtsverlagerung zur Neigungsseite**. Der Bandscheibenraum wird dadurch asymmetrisch. Der Drehpunkt der Seitneigebewegung liegt nach *Panjabi* vermutlich im Wirbelbogengelenk der anderen (neigungsabgewandten) Seite. Die **Gelenkfacetten der Neigungsseite** gleiten durch die Gewichtsbelastung ineinander, d.h. sie **gehen in Konvergenzstellung**.

Die Begleitrotation läuft dabei automatisch ab, solange die Seitneigung und die zugehörige Konvergenzbewegung der Gelenkfacetten in der nach ventral bzw. dorsal geneigten Gleitebene des Gelenks anhält. Am **Ende der Konvergenzbewegung** wird das **Gelenk unbeweglich** und bei weiterer Seitneigung zum **Drehpunkt für die aktive weiterführende Lateralbewegung** im Segment, die dann nur noch als **Rotation nach ventral oder dorsal** möglich ist (3. Bewegungsdimension). Diese willkürlichen Weiterbewegungen nach lateral erfolgen dann im Wirbelbogengelenk der anderen, der neigungsabgewandten Seite entweder **nach ventral durch Divergenzgleiten** im Rahmen einer Rechtsrotation des Wirbels bei Flexion oder **nach dorsal durch eine Linksrotation des Wirbels mit etwas Traktion im Gelenk bei Extension.**

Bei den Ventralbewegungen verlagert sich der Drehpunkt für die Bewegung wahrscheinlich noch entlang der Wirbelkörperkante der Neigungsseite etwas nach vorne.

12.1.4 Gelenktraktion in der Wirbelsäule

Alle nach dorsal gerichteten Bewegungen in der Transversalebene führen zu **Traktionen in den Wirbelbogengelenken**, wenn die Gelenkflächen frontal zur Bewegungsrichtung stehen.

Ein **sagittaler Dorsalschub in der Transversalebene** führt bei Gegenhalt am kaudalen Partnerwirbel zu Traktionen in **beiden** Wirbelbogengelenken.

Die **Rotationsbewegungen** führen durch den einseitigen **Dorsalschub nur einseitig**, und zwar im Gelenk der Rotationsseite, zur Traktion der Gelenkflächen. Diese einseitigen Gelenktraktionen können durch die „Separation" der Gelenkflächen, d.h. durch Minderung des intraartikulären Druckes, die zu **einer Minderung der Reibung zwischen den Gleitflächen** führt, die Gleitbewegungen im Gelenk erleichtern, vor allem, wenn die Konvergenzbewegung im Gelenk verbessert werden soll.

Häufig kommen **morphologische Asymmetrien des Gelenkflächenverlaufs** der beiden Wirbelbogengelenke des Segments durch verschiedene Winkelstellungen der beiden Gleitebenen zur Sagittalebene (LWS) oder Frontalebene (HWS/BWS) vor. Diese behindern unter Umständen nicht nur das Gleiten bei Flexion und Extension, sondern auch die exakte Einstellung der Gleitebene bei der 3-dimensionalen Kombinationsbewegung. Vor allem das Konvergenzgleiten, das ohnehin durch die Gelenkdruckzunahme bei zunehmendem Gelenkflächenkontakt und evtl. durch degenerative Veränderungen der Gelenkflächen belastet ist, kann durch Asymmetrie der Gelenkflächen unter Umständen beeinträchtigt werden. In solchen Fällen ist die **Traktionsmobilisation** im Wirbelbogengelenk meist effektiver als die Gleitmobilisation

Das gleiche gilt für Gelenke mit wenig Beweglichkeit durch straffen Kapsel-Bandapparat wie z. B. im **Segment C0/C1** oder beim **Sakroiliakalgelenk** (SIG) mit der entgegengesetzten Ausformung von konkaven und konvexen Teilen in der Gesamtgelenkfläche des SIG. Diese Konstruktion stabilisiert das Sakrum zwar in der Beckenschere, was der besseren Toleranz der Belastung durch das Rumpfgewicht dient, engt aber die Möglichkeit und das Ausmaß von Gleitbewegungen zwischen Ilium und Sakrum stark ein. Die physiologischen Bewegungen in den Sakroiliakalgelenken bei Doppel- oder einseitiger Belastung, die sog. **Nutation erfolgt durch Bewegung der Sakrumbasis nach ventral und kaudal.** Durch den Verlauf der Gelenkflächen von dorsal-medial nach ventral-lateral erhält diese Bewegung auch einen wesentlichen Traktionseffekt im Gelenk, der besonders bei Verletzung oder Insuffizienz des Bandapparates der SIG oder der Symphyse deutlich wird.

Diese mechanische Komponente des Gelenkflächenverlaufs der Sakroiliakalgelenke muß auch bei der Effektivität von Mobilisationstechniken an den SIG in Betracht gezogen werden.

> **Alle Manipulationen an den Wirbelbogengelenken einschließlich der Kopfgelenke beruhen mechanisch auf einer Gelenktraktion.**

Grundsätzlich von den Gelenktraktionen im Wirbelsegment zu unterscheiden sind die axialen Traktionen der Wirbelsäulensegmente. Diese dienen der **Entlastung der Bandscheiben**. Sie rufen in den Wirbelbogengelenken in der Regel ein Divergenzgleiten mit einer Vergrößerung des kraniokaudalen Durchmessers des Foramen (canalis) intervertebrale hervor.

12.2 Konsequenzen für die Behandlung

Es gehören also jeweils bestimmte mechanische Komponenten zusammen, um eine (gekoppelte) Bewegung zwischen 2 Wirbeln zu ermöglichen. Wird eine dieser Komponenten verändert, so kann die Bewegung im Segment behindert bzw. unmöglich werden.

Da zu jeder segmentalen Bewegung (Testbewegung oder Mobilisation) **ein Gelenkpartner fixiert** und **der andere mobilisiert** werden muß, kann eine **Veränderung der** oben geschilderten **normalen Gelenkmechanik benutzt werden**, um einerseits die **Fixation eines Wirbels, der nicht bewegt werden soll, zu verstärken oder andererseits die Mobilisation eines Wirbels zu unterstützen.**

12.2.1 Fixation

Die Fixation des gesamten Wirbelsäulenabschnittes, an dessen Ende der zu fixierende Wirbel sitzt, kann also durch Veränderung einer der beschriebenen gelenkmechanischen Komponenten erfolgen. Meist wird hierzu Flexion oder Extension durch **Änderung der Kyphose oder Lordose** benutzt, da diese durch Palpation der Dornfortsatzbewegungen am exaktesten einzustellen ist.

Beispiel: Bei einer Seitneigung der Segmente nach links in Kyphose geht die physiologische Begleitrotation der Wirbel nach links, das heißt dann, eine Rechtsrotation der Wirbel ist unmöglich.

Wäre die Ausgangsstellung eine Seitneigung nach rechts, dann wäre die obligate Begleitrotation eine Rechtsrotation, damit würde eine Linksrotation im gleichen Abschnitt verhindert. Auf diese Weise kann durch die Ausgangsstellung eine unbeabsichtigte Mitbewegung bei der Mobilisation verhindert werden.

Der gleiche Effekt kann auch **durch Änderung der Seitneigung** erfolgen, die aber technisch schwieriger ist. Da das **zu mobilisierende Segment** in der Regel in den Scheitelpunkt einer durch Seitneigung hergestellten Konvexität eingestellt wird, um die dort entstehende distrahierende Vorspannung des Kapsel-Bandapparates für die Mobilisation des Gelenks auszunutzen, kann eine **zu starke Seitneigung** zu einer **maximalen Kapselspannung** führen, **die weder** ein **weiteres Divergenzgleiten noch eine Traktion zuläßt**.

Grundsätzlich aber kann durch beide Veränderungsmodalitäten **einer** der Bewegungs-komponenten eine **unphysiologische Einstellung im fixierten Abschnitt** hergestellt wer-den, die einen Bewegungseffekt der Mobilisationsbewegung am fixierten Wirbel unmög-lich macht. Dieser Vorgang wird als **Fixierung** oder als **Verriegelung** bezeichnet.

12.2.2 Mobilisation und Manipulation

Die „**physiologische**" **Kupplung** der 3 Bewegungskomponenten (Kyphose bzw. Lordose, Seitneigung und Rotation) zueinander, die dreidimensionale Bewegung des Wirbels ist die sogenannte „**Kombinationsbewegung**", die zur Mobilisation benutzt wird.

Die gleichen 3 Bewegungskomponenten liegen auch den antalgischen Entlastungshaltun-gen bei pathologischen Veränderungen im Bewegungssegment zugrunde.

Die **Mobilisationsbehandlung bedarf**, wie jede Bewegung, **eines Bewegungsimpulses**. Einige Autoren wollen das Wort „Impuls" als Mobilisationsagens nur für die Manipulation zulassen und bezeichnen die Manipulation als Mobilisation **mit** Impuls und die Mobilisa-tion als Mobilisation **ohne** Impuls. Manipulation und Mobilisation brauchen aber beide einen **Bewegungsimpuls**. Der Unterschied bei den beiden Impulsen besteht lediglich in der Amplitude und der Schnelligkeit.

Die Definition für die **Manipulation ist: einmaliger Bewegungsimpuls mit geringer Kraft, kleiner Amplitude der Bewegung und hoher Geschwindigkeit** (Low amplitude, high veloc-ity) senkrecht zur Ebene der Gelenkfläche zur Lösung der Gelenkflächen voneinander (Gelenktraktion).

Die **Mobilisation** besteht aus **wiederholten Bewegungen (Traktion oder Gleiten) mit geringer Geschwindigkeit und zunehmender Amplitude** zur Vergrößerung des Bewe-gungsraumes.

Die Gleitmobilisation in Konvergenz oder Divergenz verbessert jeweils das Gleiten in die genannte Richtung, die Traktionsmobilisation oder Manipulation verbessert duch Abhe-ben der Gelenkflächen voneinander die Beweglichkeit in beide Richtungen.

Über die therapeutischen Auswirkungen von Traktion oder Gleiten im Gelenk bestehen bisher keine endgültigen Aussagen. Es scheint aber so zu sein, daß die **Traktionen** in erster Linie schmerzlindernd und muskelentspannend und die **Gleitbewegungen** mehr bewe-gungsfördernd wirken. Angenommen wird heute, daß die Mobilisation und Manipulation den propriozeptiven Input und damit die Steuerung der Muskelspannungen verbessern. Die Normalisierung der Muskelverspannungen verbessert außerdem die Koordination der Beweglichkeit und vermindert dadurch auch die muskulären Schmerzen.

13 Gesamtinspektion der Wirbelsäule und Extremitäten im Stehen

Untersuchungsprogramm

- **Alltagsbewegungen**
  — Gang
  — Sonstige Alltagsbewegungen

- **Haltung** (Abb. 13.1 und 13.2)

- **Körperformen** (Abb. 13.1 und 13.2)

- **Haut**

- **Untersuchung mit Hilfsmitteln**

13.1 Körperkonturen und Muskelrelief

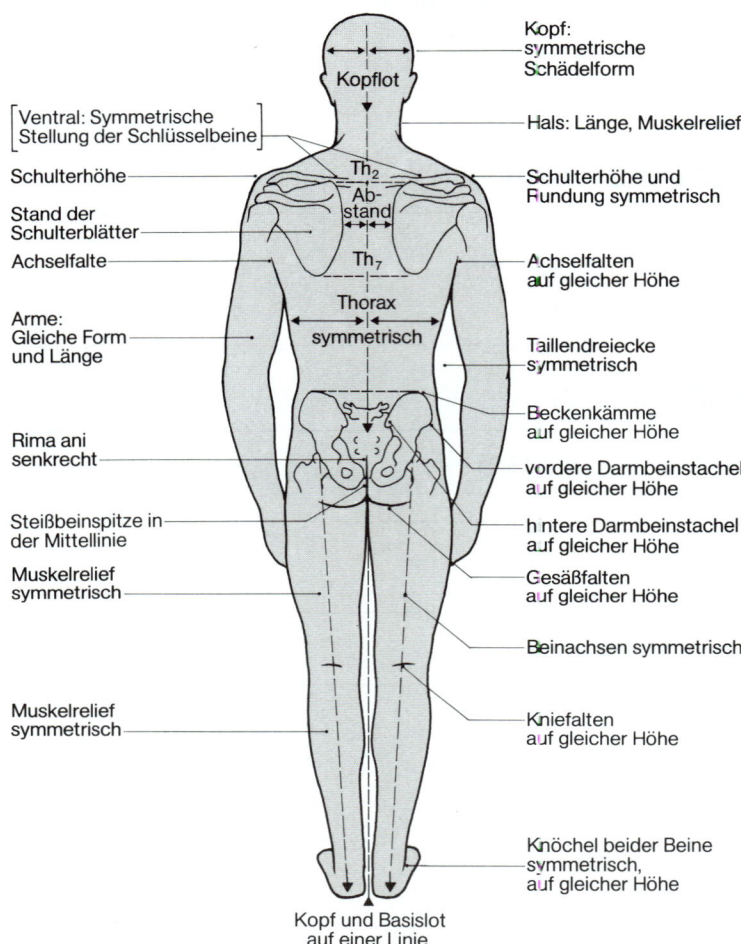

Kopf:
symmetrische
Schädelform

Kopflot

Ventral: Symmetrische
Stellung der Schlüsselbeine

Hals: Länge, Muskelrelief

Schulterhöhe

Th₂

Ab-
stand

Schulterhöhe und
Rundung symmetrisch

Stand der
Schulterblätter

Achselfalte

Th₇

Achselfalten
auf gleicher Höhe

Thorax
symmetrisch

Arme:
Gleiche Form
und Länge

Taillendreiecke
symmetrisch

Beckenkämme
auf gleicher Höhe

Rima ani
senkrecht

vordere Darmbeinstachel
auf gleicher Höhe

Steißbeinspitze in
der Mittellinie

hintere Darmbeinstachel
auf gleicher Höhe

Muskelrelief
symmetrisch

Gesäßfalten
auf gleicher Höhe

Beinachsen symmetrisch

Muskelrelief
symmetrisch

Kniefalten
auf gleicher Höhe

Knöchel beider Beine
symmetrisch,
auf gleicher Höhe

Kopf und Basislot
auf einer Linie

Abb. 13.1 Gesamtinspektion von dorsal: Normalbefunde. Körperkonturen und Muskelrelief werden im Seitenvergleich beurteilt (aus: *Frisch, H.:* Programmierte Untersuchung des Bewegungsapparates. 6. Aufl. Springer, Berlin-Heidelberg 1995)

13.2 Proportionen und Wirbelsäulenkrümmungen

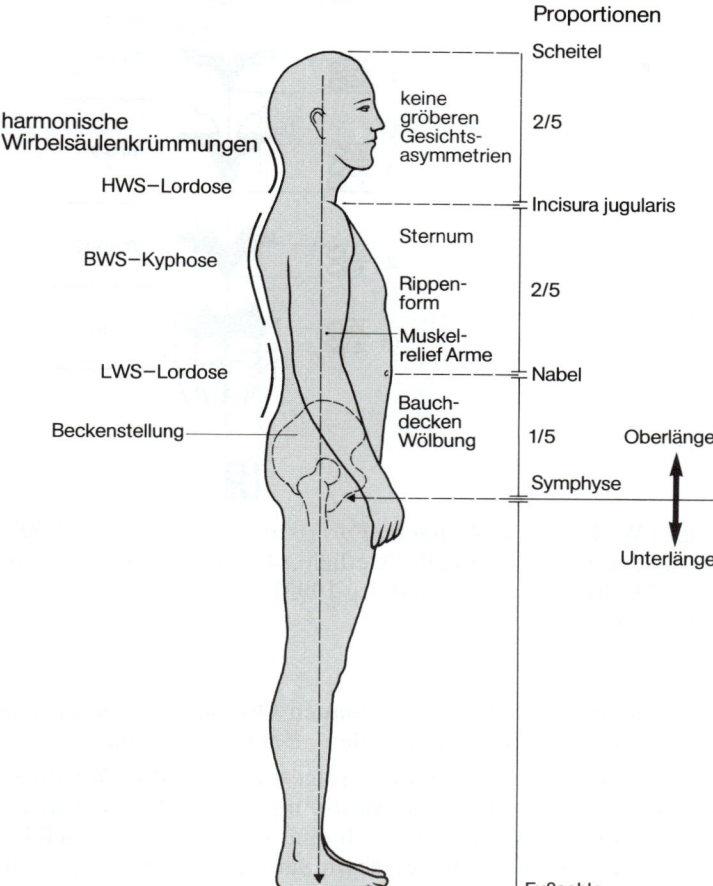

Abb. 13.2 Proportionen und Wirbelsäulenkrümmungen sind am besten bei der Gesamtinspektion von der Seite und von dorsal zu beurteilen (aus: *Frisch, H.:* Programmierte Untersuchung des Bewegungsapparates. 6. Aufl. Springer, Berlin-Heidelberg 1995)

13.3 Höhenorientierung an der Wirbelsäule

Zur ersten Orientierung dienen folgende Zuordnungen:

- C 7:   Vertebra prominens, dessen Dornfortspitze auch bei Reklination der HWS tastbar bleibt
- Th 1:   die kaudale Spitze des Dornfortsatzes steht in Höhe der Sternoklavikulargelenke
- Th 3:   in Höhe der Spina scapulae bei herabhängendem Arm
- Th 7:   auf der Höhe des unteren Schulterblattwinkels
- Th 11:   in der Verlängerung der Achse des untersten Rippenpaars nach medial
- L 4:   etwa in Beckenkammhöhe (je nach Grad der Lordose)
- L 5:   in Höhe der Verbindungslinie der beiden hinteren Darmbeinstachel (Rautengrübchen)

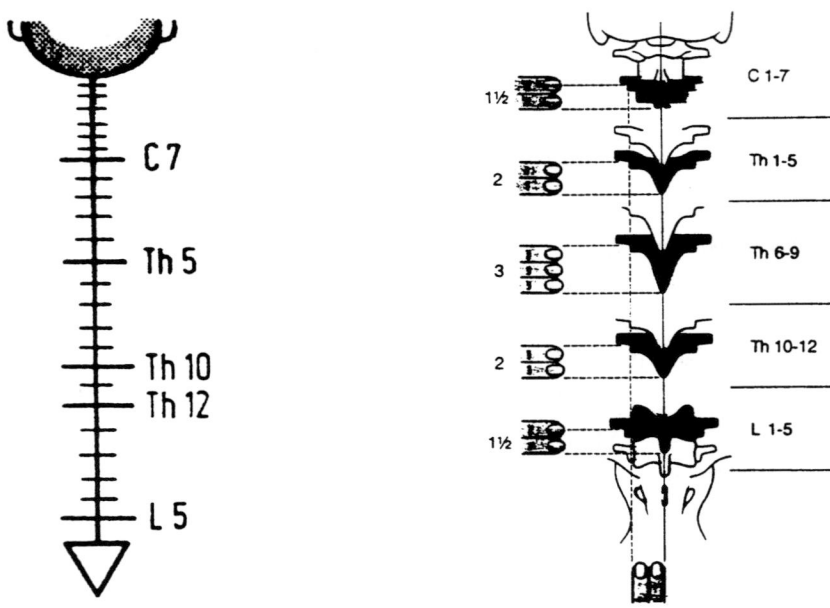

13.3 Höhenorientierung an der Wirbelsäule nach *Sell* (Dokumentationsschema) (aus: *Neumann, H.-D.: Manuelle Medizin.* 4. Aufl. Springer, Berlin-Heidelberg 1995)

13.4 (nach *Forte*, aus: *Neumann, H.-D.: Manuelle Medizin.* 4. Aufl. Springer, Berlin-Heidelberg 1995)

Abb. 13.3 zeigt das **Orientierungsschema nach** *Sell*. Zur genauen Orientierung beschrieb *Sell* eine Reihe von Punkten, die er aus didaktischen Gründen „Bahnhöfe" nannte.

Zunächst wird der Dornfortsatz C7 (Vertebra prominens) aufgesucht. Da die Dornfortsätze von C6 und C7 oft gleiche Länge haben, kann die Bestimmung des Dornfortsatzes von C7 schwierig werden. Die Differenzierung erfolgt durch eine Retroflexion der Halswirbelsäule. Da C6 bei der Retroflexion in der Tiefe verschwindet und sich der Palpation entzieht, ist **der oberste auch bei Retroflexion palpabel bleibende Dornfortsatz C7**. Durch Abzählen an den Dornfortsätzen werden Th5, Th10 und Th12 erreicht, die an ihrem kaudalsten Punkt markiert werden. Der kaudalste Punkt des **Dornfortsatzes L5 wird durch die Verbindungslinie über die Mitte der beiden oberen Darmbeinstachel ermittelt** und ebenfalls markiert. Von den so markierten Dornfortsätzen C7, Th5, Th10, Th12 und L5 zählt der Untersucher die einzelnen Segmente weiter.

Abb. 13.4 Von besonderer Bedeutung für Diagnose und Therapie ist die Messung des **Abstands vom kaudalen Ende des Dornfortsatzes zum dazugehörigen Wirbelgelenk bzw. zum Querfortsatz. Sell** empfiehlt die Messung nach Querfingern. Der Abstand beträgt im Bereich des 6.–9. BWK 3 Querfinger, vom 1.–5. und 10.–12. BWK 2 Querfinger, in HWS und LWS 1$^{1}/_{2}$ Querfinger.

14 Untersuchung der Lenden-Becken (SIG)-Hüftregion (LBH-Region) im Stehen

Untersuchungsprogramm

1 Inspektion
(s. Gesamtinspektion Abb. 13.1, S. 120, 121)

2 Aktive und passive Rumpfbewegungen in 3 Ebenen
(Etagendiagnostik)
— Sagittalebene: Ventral- und Dorsalflexion
— Frontalebene: Lateralflexion
— Transversalebene: Rotation

3 Palpation des Beckenstandes und der Sakroiliakalgelenke
— Beckenstellung (Abb. 14.1)
— Vorlaufphänomen (Abb. 14.2)
— Beckensenkung (Hip-drop-Test (Abb. 14.3)

4 Translatorische Gelenktests
— Traktion der LWS (Abb. 14.4)

5 Muskeltests
— Trendelenburg-Phänomen (Hüftgelenkabduktoren)
— Maximale Flexion von Hüft- und Kniegelenk (Hüft- und Kniegelenkmuskeln)

14.1 Palpation der LHB-Region im Stehen

Palpation der Beckenstellung (Abb. 14.1 a–c)

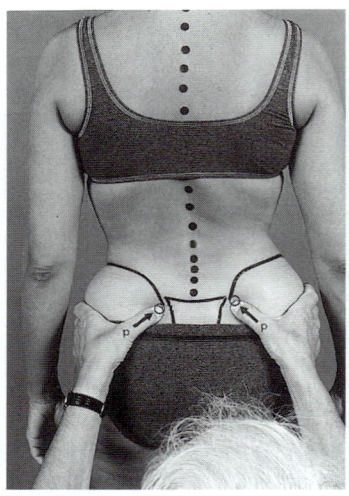 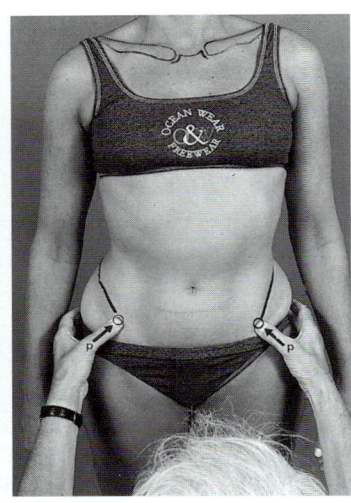 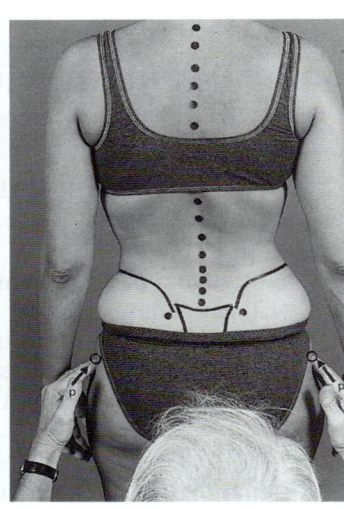

14.1a   14.1b   14.1c

Normalbefund: Hintere (a) und vordere (b) Darmbeinstachel sowie die Trochanteren (c) stehen im Seitenvergleich bei gleich langen Beinen auf gleicher Höhe.

Pathologische Befunde:
- Vorderer und hinterer Darmbeinstachel sowie der Trochanter major einer Seite stehen tiefer als auf der anderen Seite (auf der Abbildung links) = **anatomisch kürzeres Bein** dieser Seite.
- Vorderer Darmbeinstachel der einen Seite (z. B. rechts) und der kontralaterale (hintere) Darmbeinstachel der anderen Seite (links) stehen höher (oder tiefer) als die entsprechenden kontralateralen Vergleichspunkte = **Verdacht auf Beckenverwringung mit funktionell kurzem Bein auf der Seite des höherstehenden vorderen Darmbeinstachels**.

Vorlaufphänomen im Stehen (Abb. 14.2 a, b)

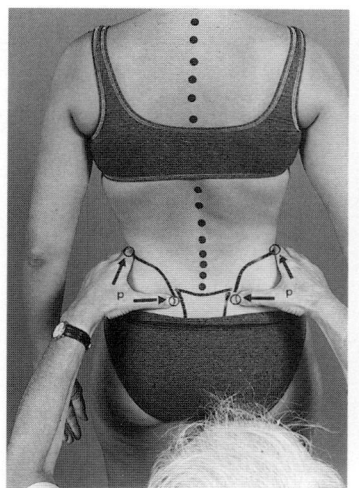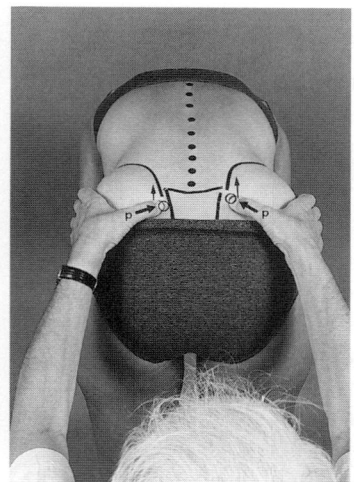

14.2a   **14.2b**

Auch bei gleichem Stand der Darmbeinstachel (Spinen) in aufrechter Stellung kann bei Stand auf beiden Beinen und nach einer Rumpfbeuge nach vorne einer der beiden hinteren Darmbeinstachel höher stehen als auf der Gegenseite **(Vorlaufphänomen). Dann kann evtl. eine Beckenverwringung oder SIG-Blockierung auf der Vorlaufseite bestehen**, was durch weitere Untersuchung abgeklärt werden muß.

Beckensenkung im Seitenvergleich (Abb. 14.3 a, b)

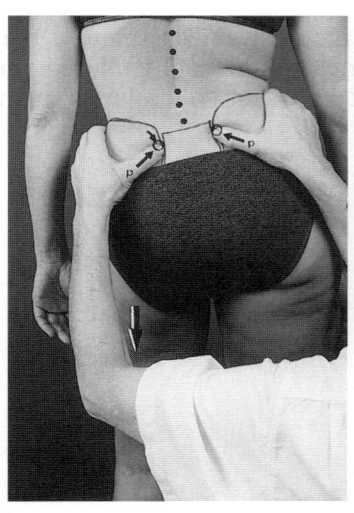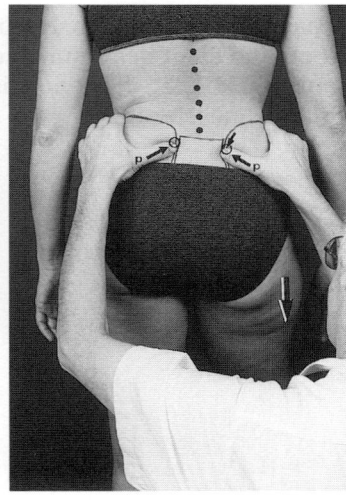

14.3a   **14.3b**

Bei Einknicken des Kniegelenks einer Seite (a linkes Knie, b rechtes Knie) entsteht ein **Beckenschiefstand**, auf dem die funktionell intakte Lendenwirbelsäule eine **adaptierende Skoliose** ausführt. **Bleibt diese aus**, ist dies ein **Hinweis auf gestörte Mechanik in den unteren Lendensegmenten** oder dem Sakroiliakalgelenk.

14.2 Translatorischer Gelenktest der Lendenwirbelsäule im Stehen

Traktion der Lendenwirbelsäule (Abb. 14.4)

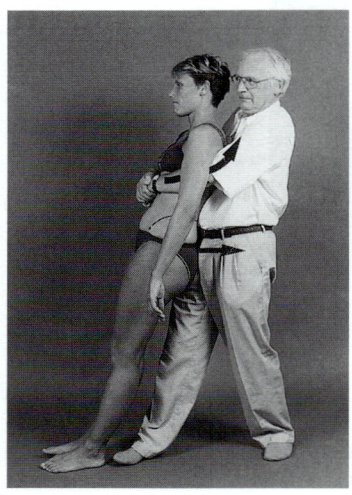

14.4

Ausgangsstellung: Der Untersucher steht am besten **in Schrittstellung** hinter dem Patienten, dessen Thorax er unterhalb des Rippenbogens mit beiden Armen umfaßt. Die Wirbelsäule des Patienten ist leicht kyphosiert.

Ausführung: Der Untersucher verlagert sein Körpergewicht auf das hintere Bein. Die **Traktion** der Lendenwirbelsäule dient der **Schmerzerleichterung und Funktionsverbesserung in den Lendensegmenten**. Bleibt diese aus, ist in jedem Falle eine segmentweise Bewegungsprüfung erforderlich (Siehe 15.1).

15 Untersuchung der Lenden-Becken-Hüft-Region (LBH-Region) im Sitzen

Untersuchungsprogramm

1 Inspektion
— Ruhehaltung und aufrechte Sitzhaltung
— Beckenstellung – Vergleich mit dem Befund im Stehen

2 Aktive und passive Rumpfbewegungen in 3 Ebenen
/Etagendiagnostik)

3 Palpation von SIG und LWS
(Segmentdiagnostik)
— Beckenstellung – Vergleich mit den Befunden im Stehen (vgl. Kap. 14)
— Vorlaufphänomen – Vergleich mit den Befunden im Stehen (vgl. Kap. 14)
— Segmentweise Bewegungsprüfung der LWS (Abb. 15.1)

4 Translatorische Gelenktests
— Traktion und Kompression der BWS und LWS (Abb. 15.2)

5 Muskeltests
— Widerstandstest Hüftmuskeln

15.1 Palpation der LHB-Region im Sitzen

Segmentweise Bewegungsprüfung der Lendenwirbelsäule (Abb. 15.1 a–d)

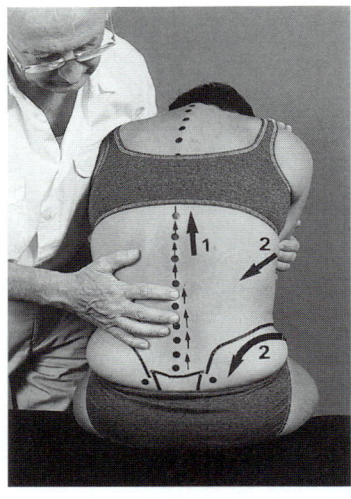 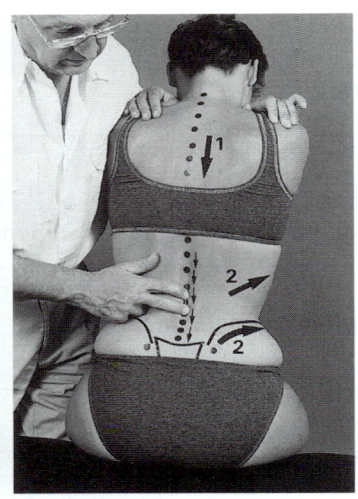

15.1a   **15.1b**

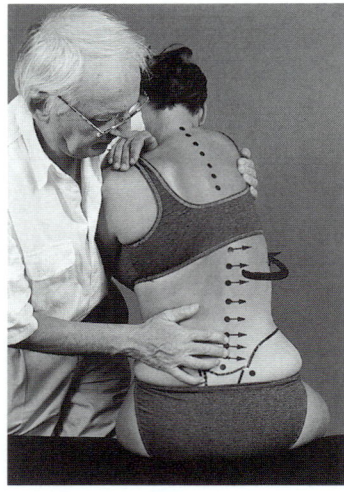 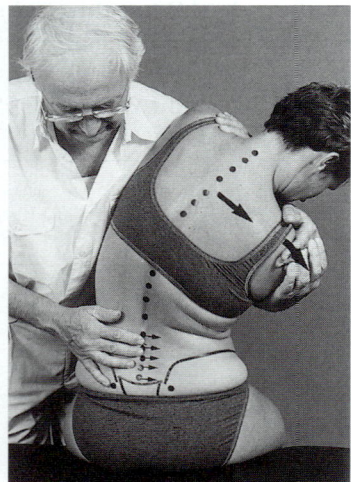

15.1c   **15.1d**

Ausgangsstellung: Der Untersuchte faltet die Hände im Nacken. Er sitzt auf der Bankkante auf beiden Sitzbeinhöckern (Tubera ossis ischii). Der Therapeut steht seitlich davon und umgreift den Rumpf des Pat. und dessen Arme.

Ausführung: Der **Untersucher tastet** die Beweglichkeit der Wirbelbogengelenke an den **Bewegungen zweier benachbarter Dornfortsätze** zueinander:
- bei **Flexion** Auseinanderweichen (Divergenzgleiten) (a)
- bei **Extension** Ineinandergleiten (Konvergenzgleiten) (b)

- **Rotation:** Die Wirbelkörper rotieren zur Seite der Rotation des Rumpfes, die Dornfortsätze zur Gegenseite (c)
- bei **Seitneigung;** Begleitrotation der Dornfortsätze zur Seite der Rumpfneigung bei Lordosierung der LWS (d), bei Kyphosierung zur anderen Seite. Die Wirbelkörper rotieren entgegengesetzt!

Um **unbeabsichtigte Mitbewegungen** von nichtuntersuchten Wirbelsäulenabschnitten zu vermeiden, erfolgt die Fixation wie nachfolgend beschrieben:

bei der **Flexionsuntersuchung der LWS** (a) wird **die BWS in maximaler Flexion fixiert (1)**, danach der fixierte Thorax nach dorsal verschoben (2), wodurch das Becken auf den Sitzbeinhöckern nach dorsal rotiert (2) und die **Dornfortsätze der LWS in Divergenz** auseinanderweichen;

bei der **Extensionsuntersuchung** (b) wird umgekehrt die BWS **in maximaler Extension fixiert** (1), danach der fixierte Thorax nach ventral gezogen (2), wodurch das Becken nach ventral rotiert (2) und sich die **Dornfortsätze in Konvergenz** zusammenschieben.

15.2 Translatorischer Gelenktest der Lenden- und Brustwirbelsäule im Sitzen

> **Traktion und Kompression der Brust- und Lendenwirbelsäule** (Abb. 15.2 a, b)

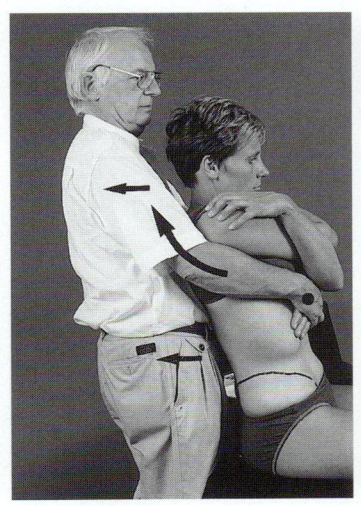 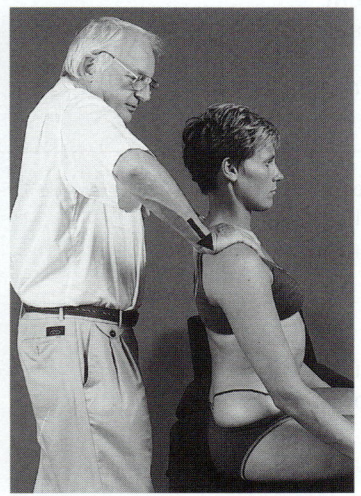

15.2a   **15.2b**

Die **Traktion** (a) wird wie die Traktion der Lendenwirbelsäule im Stehen durchgeführt (s. 14.4), die **Kompression** (b) durch Druck auf beide Schultern. Bei Traktion ergibt sich eine Schmerzerleichterung und Funktionsverbesserung in der BWS und LWS durch Bandscheibenentlastung, bei Kompression eine Schmerzprovokation an den Bandscheiben und/oder den Wirbelbogengelenken.

16 Untersuchung der Lenden-Becken-Hüft-Region (LBH-Region) in Bauchlage

Untersuchungsprogramm

1 Inspektion
— Beckenstellung und Glutäalprofil
— Becken-Bein-Winkel
— Beinlängendifferenz
— Asymmetrien des Muskelreliefs
— Wirbelsäulenform

2 Aktive und passive Hüft- und Kniegelenksbewegungen
(Etagendiagnostik)
— Hyperextension des Hüftgelenks (Erste Stufe des Dreiphasentests, Abb. 16.1)
— Rotation des Hüftgelenks
— Flexion, Extension, Rotation des Kniegelenks

3 Palpation der LBH-Region
— Palpation der Sakroiliakalregion (Abb. 16.2)
— Segmentweise Palpation der LWS (Abb. 16.9)
— Springing-Test der LWS (Abb. 16.10)
— Kibler-Hautfalte (Abb. 16.11)

4 Translatorische Gelenktests
— Sakroiliakalgelenke (Abb. 16.4–16.8)
— Lendenwirbelsäule (L4 und L5) (Abb. 16.12)

5 Muskeltests
— Widerstandstest der Hüftgelenkmuskeln
(Extensoren und Rotatoren)
— Kniegelenkmuskeln
— Rückenstrecker

16.1 Differenzierung der Gelenke der LBH-Region

Dreiphasentest (Abb. 16.1 a–c)

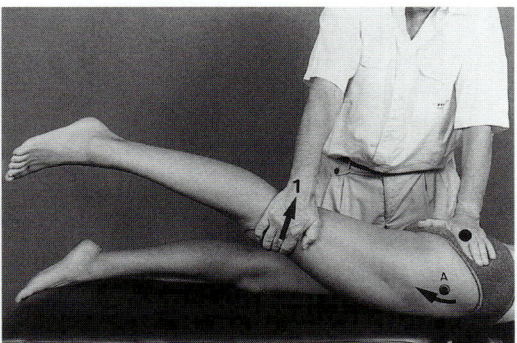

16.1a

1

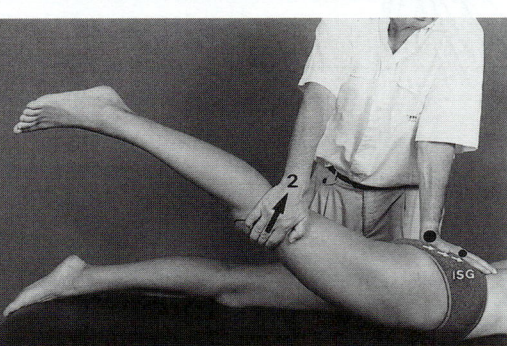

16.1b

2

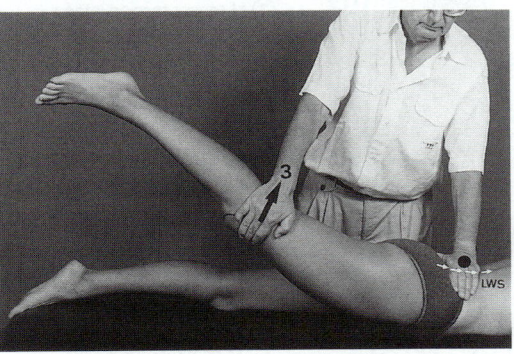

16.1c

Untersucht werden beim Dreiphasentest nacheinander:

- das Hüftgelenk (1)
- das Sakroiliakalgelenk (2)
- die untere Lendenwirbelsäule (3).

3

Normalbefunde
- **Hüftgelenk:** 15°–20° Überstreckung bei **fixierter Beckenschaufel**
- **Sakroiliakalgelenk:** Geringe federnde Beweglichkeit im SIG **bei fixiertem Sakrum**
- **Lumbosakraler Übergang:** Geringe Konvergenzbeweglichkeit (Ineinanderschieben der Gelenkfacetten der unteren Lendensegmente) bei **Fixation der oberen Lendenwirbelsäule**.

Registriert werden Bewegungseinschränkung und eventl. auftretende Schmerzen.

16.2 Palpation der Sakroiliakalregion in Bauchlage

Palpation der LBH-Region von dorsal (Abb. 16.2)

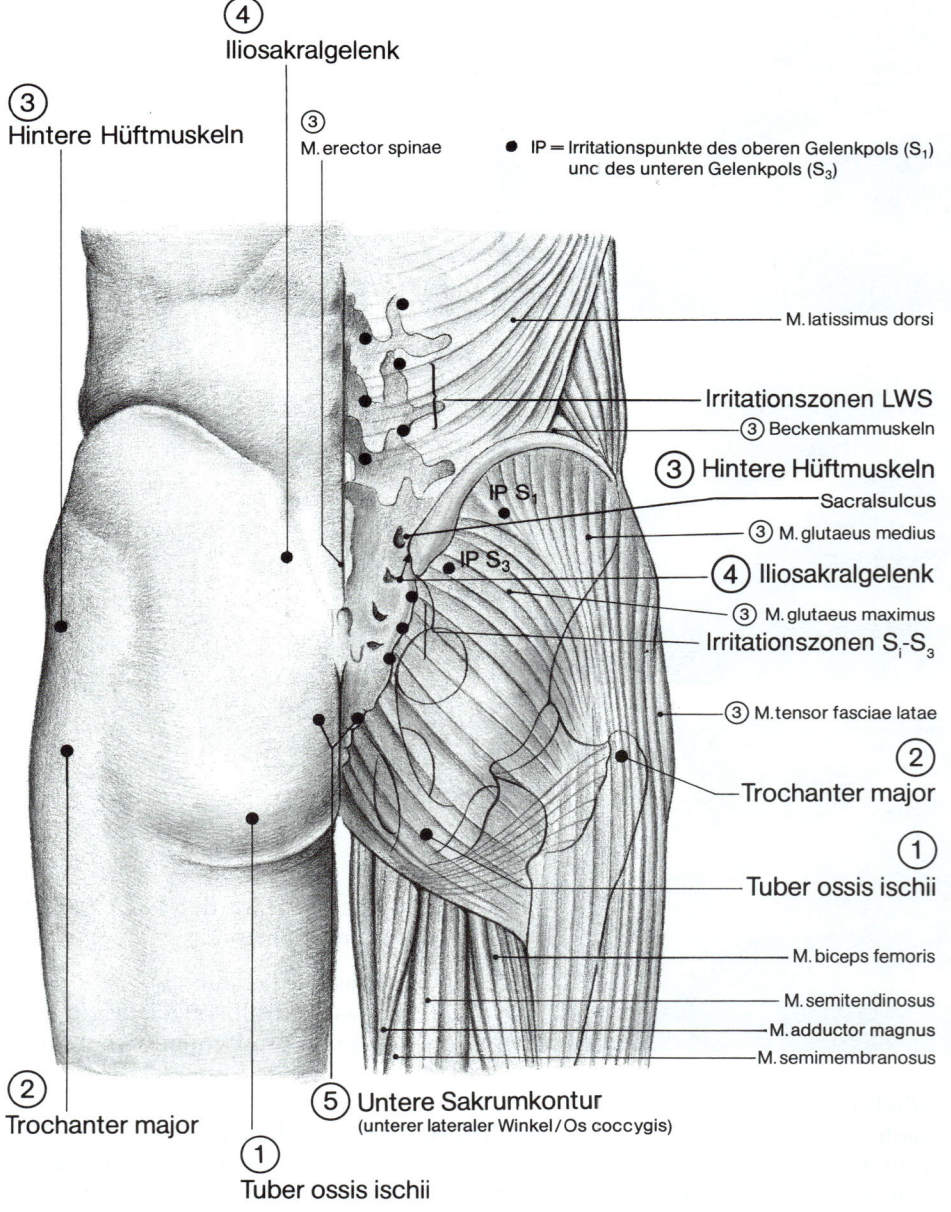

16.2 (aus: *Frisch, H.:* Programmierte Untersuchung des Bewegungsapparates. 6. Aufl. Springer, Berlin-Heidelberg 1995)

Palpiert werden in Bauchlage

- **2 Muskelansatzpunkte am Becken**
  - Tuber ossis ischii ① (ischiokrurale Muskeln (Semitendinosus, Semimembranosus, Biceps femoris)
  - Trochanter major ② (Glutaeus maximus/Außenrotatoren)

  und das **Sakrum**, mit den
  - hinteren Hüftmuskeln (Glutäen, Tensor fasciae latae) ③ und die
  - **Iliosakralgelenken** ④ mit den unteren lateralen Winkeln ⑤ **im Seitenvergleich**.

Bewegung der Gelenke in der LBH-Region

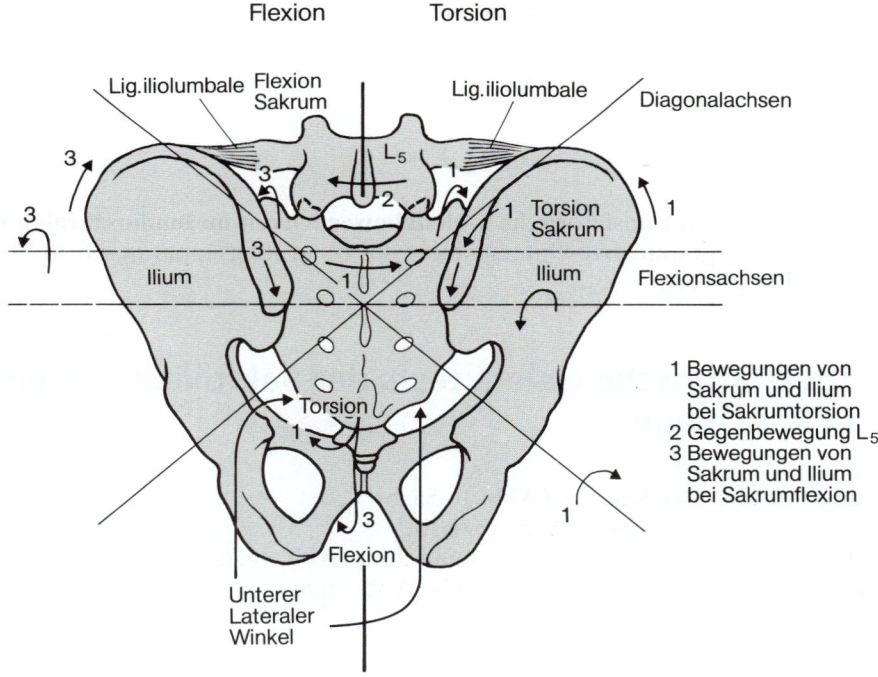

Abb. 16.3 Den sehr komplexen **Bewegungen des Sakrums und Iliums unter Belastung** im Alltag, etwa beim Gehen, liegen unterschiedliche Bewegungsachsen zugrunde (aus: *Frisch, H.:* Programmierte Untersuchung des Bewegungsapparates. 6. Aufl. Springer, Berlin-Heidelberg 1995)

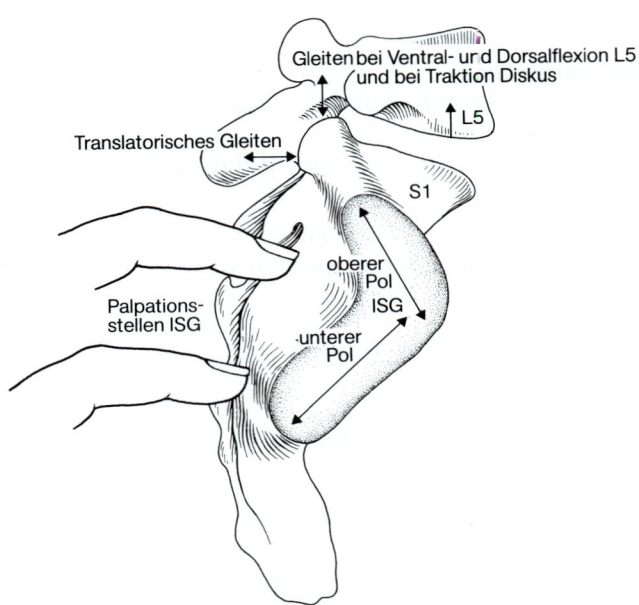

Abb. 16.4 Passive und translatorische **Gelenkbeweglichkeit im lumbosakralen Übergang** (aus: *Frisch, H.:* Programmierte Untersuchung des Bewegungsapparates. 6. Aufl. Springer, Berlin-Heidelberg 1995)

16.3 Translatorische Gelenktests der Sakroiliakalgelenke in Bauchlage

Federungstest über das Sakrum (Abb. 16.5a, b)
Federungstest über das Ilium (Abb. 16.6a, b)
Gegennutation des Sakrums durch Kranialschub (Abb. 16.7a, b)
Nutation des Sakrums durch Kaudalschub (Abb. 16.8a, b)

Federungstest über das Sakrum (Abb. 16.5 a, b)

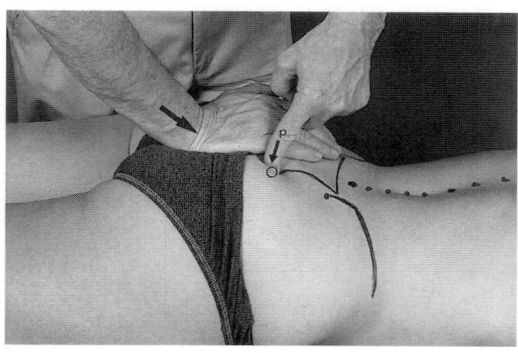
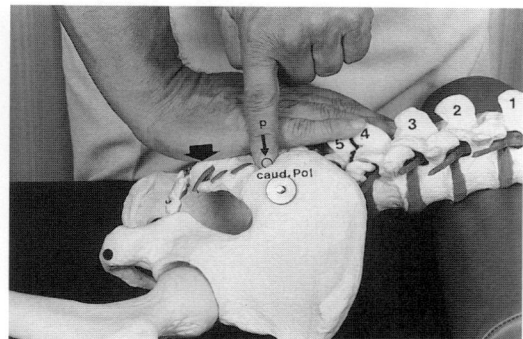

16.5a   **16.5b**

a Teststellung, **b** Palpation unterer Gelenkpol im Knochenbild. Der **Druck auf die Sakrumspitze** bewirkt eine **Gegennutationsbewegung** (Aufrichtung) des Sakrums in der Beckenschere nach kranial und dorsal. Die dazu notwendige Bewegung im SIG kann, besonders im Bereich des unteren Gelenkpols, getastet werden.

Federungstest über das Ilium (Abb. 16.6 a, b)

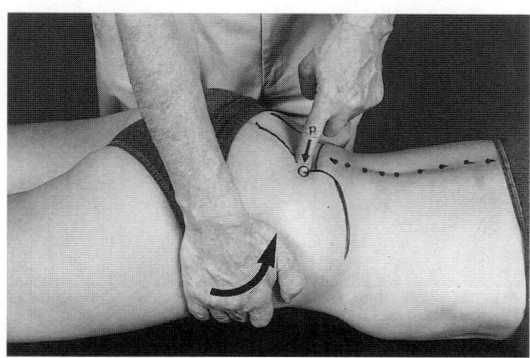
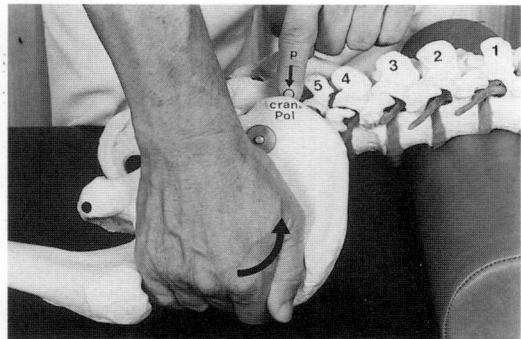

16.6a   **16.6b**

a Teststellung, **b** Palpation oberer Gelenkpol im Knochenbild. Das **federnde Anheben der Beckenschaufel** nach dorsal löst eine relative **Nutationsbewegung** des Sakrums nach ventral und kaudal aus. Durch die Vertiefung des Sulcus (die Rinne zwischen Sakrum und Ilium), besonders im Bereich des oberen Gelenkpols, kann die Nutation getastet werden.

Gegennutation des Sakrums durch Kranialschub (Abb. 16.7 a, b)

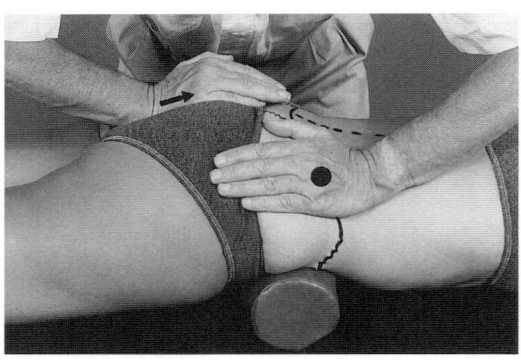 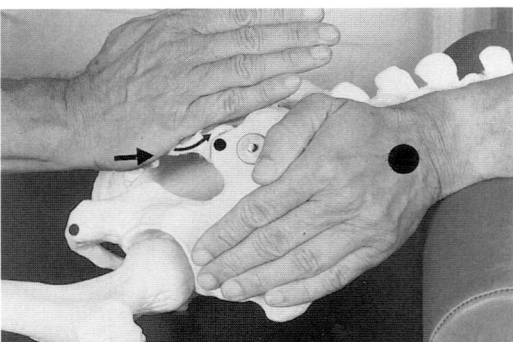

16.7a   **16.7b**

Die **Beckenschaufel wird von kranial fixiert**, die andere Hand nimmt von kaudal Kontakt mit dem unteren lateralen Winkel des Kreuzbeins auf.

Nutation des Sakrums durch Kaudalschub (Abb. 16.8 a, b)

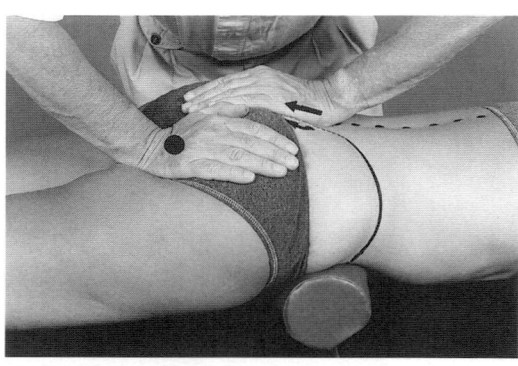 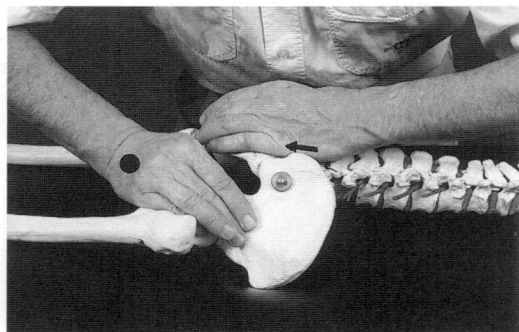

16.8a   **16.8b**

Testbewegung in Nutation. Die **Fixation der Beckenschaufel** erfolgt jetzt von kaudal **am Sitzbeinhöcker** (Tuber ossis ischii). Die andere Hand nimmt von kranial Kontakt an der Basis des Kreuzbeins auf und federt dieses nach ventral und kaudal (Nutationsbewegung).

Die beiden letztgenannten Tests werden nacheinander vorgenommen. Bewegungsstop und evtl. Schmerzhaftigkeit in einer Richtung werden registriert. Die Mobilisationsbehandlung erfolgt dann jeweils in die schmerzfreie Gegenrichtung.

16.4 Palpation der Lendenwirbelsäule in Bauchlage

> **Segmentweise Palpation und Springing-Test in der LWS** (Abb. 16.9 a–f)

Ziel des Tests sind die **Etagen- und Segmentdiagnostik** zum Auffinden fixierter (blockier-
ter) Segmente (Schmerzhaftigkeit bei Druck) und der Federungselastizität.

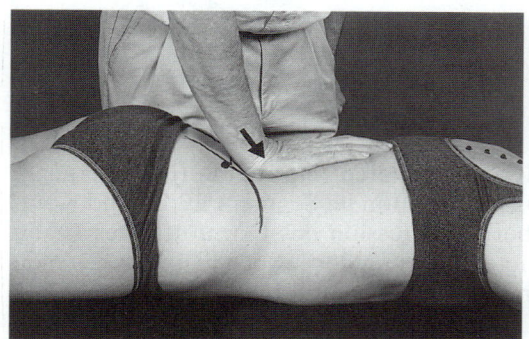

16.9a

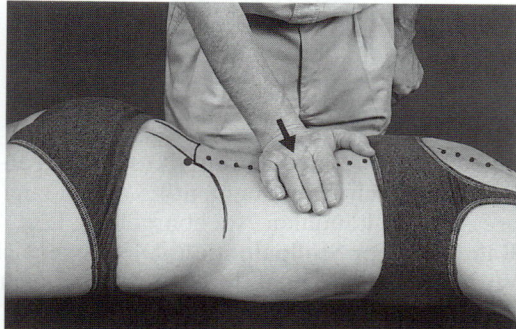

16.9b

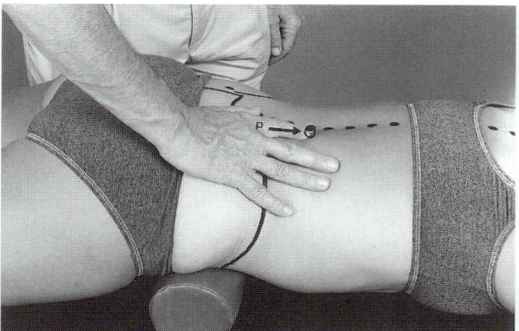

16.9c

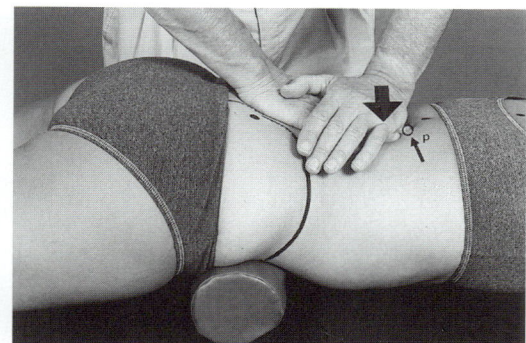

16.9d

Ausgangsstellung: Bauchlage auf fester Unterlage.

Ausführung: Federnder **Druck mit den Handballen** (a,b) **oder den Fingerkuppen von
Daumen-, Zeige- oder Mittelfinger** (c) mit Druckverstärkung durch den Kleinfingerballen
der anderen Hand (d) nach ventral. Der federnde Druck wird abschnittsweise (a, b) oder
segmentweise (c, d) entweder auf den Quer- oder Gelenkfortsatz ausgeübt. Registriert
wird die federnde Beweglichkeit oder ein eventl. Schmerz (Springing-Test).

Befunde: Federung ohne Schmerz = Normalbefund.
Keine Federung (mit oder ohne Schmerz) = Blockierung.
Ausgiebige Federung = Verdacht auf Instabilität im Segment.

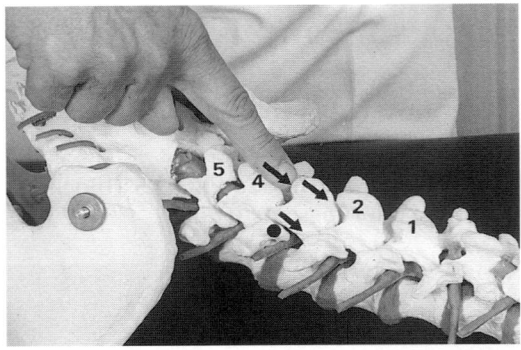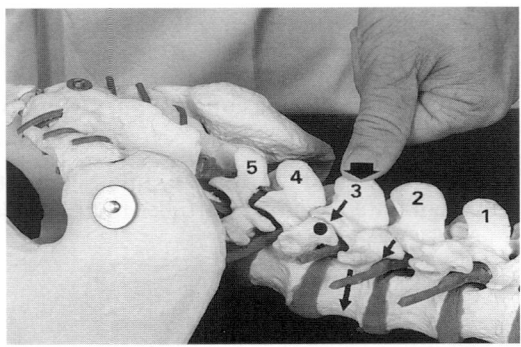

16.9e   **16.9f**

Die Skelettbilder zeigen die **Auswirkungen der eingeleiteten Impulse:** in (e) Divergenz-Bewegungsschub im Segment L3/L4 und in (f) eine Traktion im Segment L2/L3 und Kompression im kaudalen Nachbargelenk L3/L4 bei Kompression des Dornfortsatzes L3 **im Rahmen einer Stoßpalpation**. Die eingezeichnete Fixierung der jeweils kaudal gelegenen Wirbel geschieht nicht durch den Untersucher, sondern ist anatomisch vorgegeben.

> **Springing-Test (Federungstest) der Lendenwirbelsäule im Segment L5/S1**
> (Abb. 16.10 a–c)

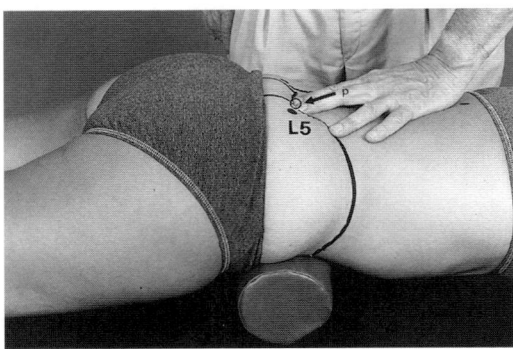

16.10a

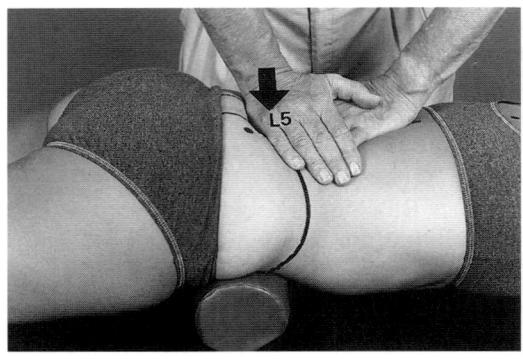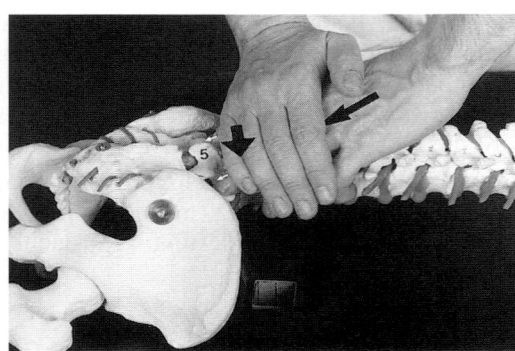

16.10b   **16.10c**

Der Test kann den 2-Stufen-Federungstest (Oberflächen- und Tiefenpalpation unter Druck) ergänzen und evtl. zur Seitenlokalisation einer Blockierung beitragen.

Ausgangsstellung: Die gespreizten **Finger liegen am Gelenkfortsatz** (a).

Ausführung: Es erfolgt bei geringem Federn vor allem **eine Kompression an den Facetten** (b, c).

Kibler-Hautfalte (Abb. 16.11)

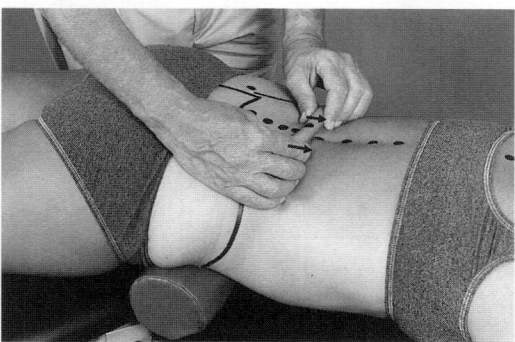

16.11

Die rollende Hautfalte gibt Auskunft über hyperalgetische Zonen. Beim Abrollen der Hautfalte wird Dicke, Widerstand und Schmerz registriert (Dermatomdiagnostik).

16.5 Translatorischer Gelenktest der Lendenwirbelsäule in Bauchlage

Rotation der LWS-Segmente (Abb. 16.12 a–d)

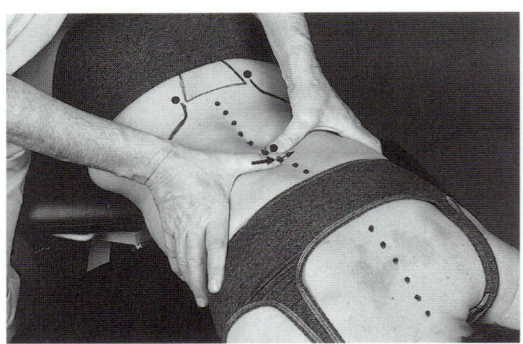

16.12a

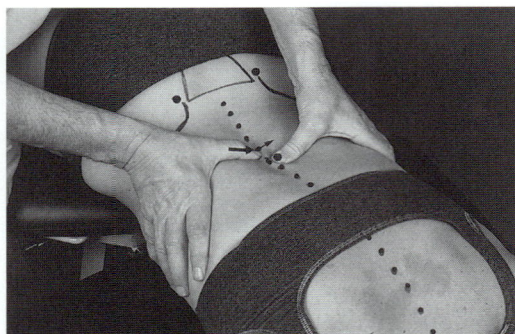

16.12b

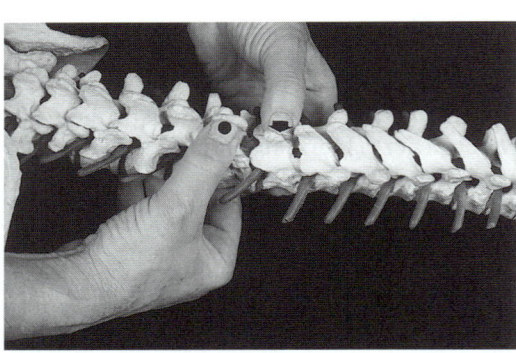

16.12c

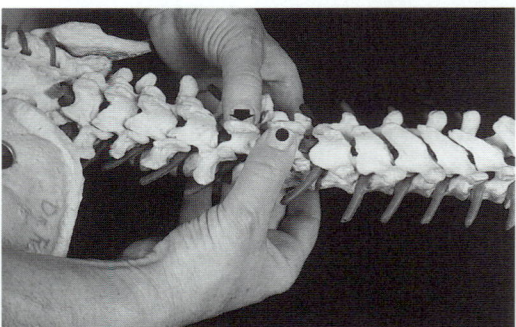

16.12d

Bei Fixation eines der beiden Wirbel eines Wirbelsegmentes kann durch Rotation des kranialen (a,c) und des kaudalen (b,d) Nachbarwirbels festgestellt werden, ob eine Blockierung zum kranialen oder kaudalen Nachbarwirbel besteht. **Der fixierte Wirbel wird in Rotationsstellung gebracht**. Dann werden erst **der kaudale** (a, c), **dann der kraniale** (b, d) **Nachbarwirbel in Gegenrotation bewegt** und registriert, **welche Rotation in welchem Segment schmerzhaft behindert** ist. Neben dieser Höhendiagnostik kann der Test Auskunft geben, auf welcher Seite die schmerzhafte Störung sitzt. Das ist in der Regel das durch die Rotation komprimierte Wirbelbogengelenk.

17 Untersuchung der Lenden-Becken-Hüft-Region (LBH-Region) in Seitenlage

Untersuchungsprogramm

3 Palpation der Lendenwirbelsäule
(Segmentdiagnostik) (Abb. 17.3)

5 Muskeltests
— Widerstandstest der Hüftmuskeln
— Abduktoren
— Adduktoren

17.1 Palpation der Lendenwirbelsäule in Seitenlage

Biomechanik der lumbalen Wirbelbewegungen

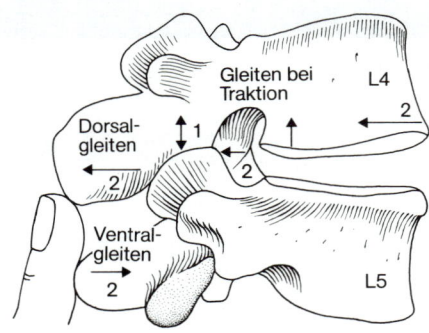

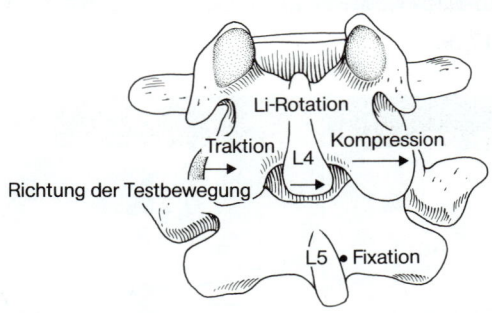

Abb. 17.1 Anguläres Gleiten bei Distraktion, Ventral- und Dorsalflexion, translatorisches Gleiten (aus: *Frisch, H.:* Programmierte Untersuchung des Bewegungsapparates. 6. Aufl. Springer, Berlin-Heidelberg 1995)

Abb. 17.2 Translatorische Gelenkbeweglichkeit bei Rotation
(aus: *Frisch, H.:* Programmierte Untersuchung des Bewegungsapparates. 6. Aufl. Springer, Berlin-Heidelberg 1995)

Segmentweise Bewegungsprüfung der Lendenwirbelsäule (Abb. 17.3 a–e)

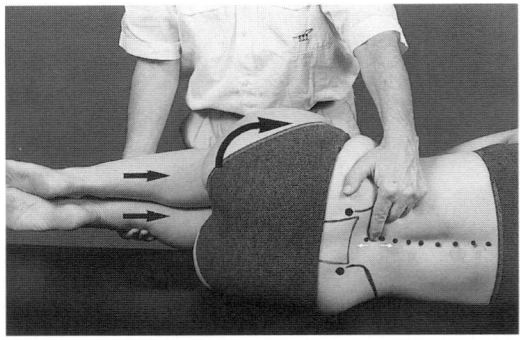

17.3a

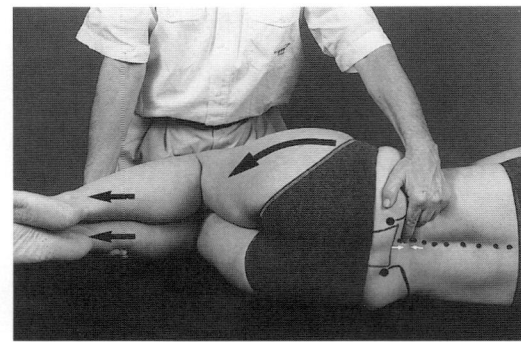

17.3b

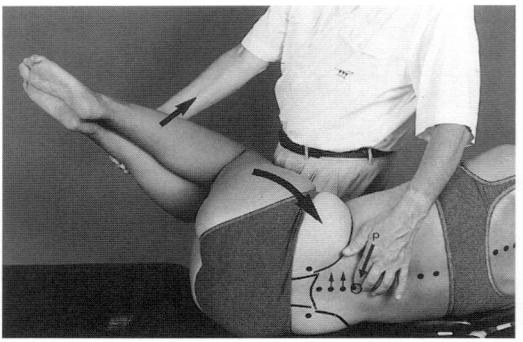

17.3c

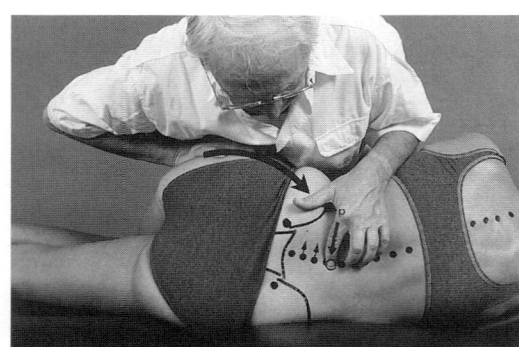

17.3d

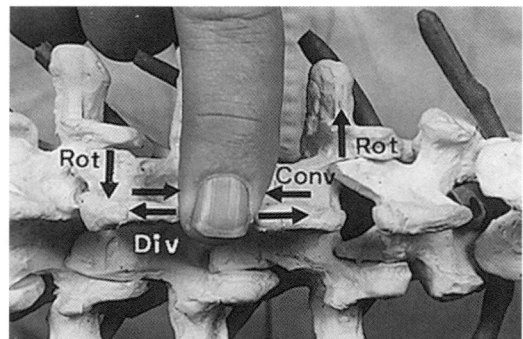

17.3e

Es wird wie bei der segmentalen Bewegungsprüfung im Sitzen die Beweglichkeit der Segmente palpiert: Das Auseinandergleiten (Divergenz) (a) und Ineinandergleiten (Konvergenz) (b) bei Ventralflexion und Dorsalflexion, sowie die Rotation bei Seitneigung (c, d). Die Bewegungsführung erfolgt von Becken aus, wobei die Beine oder das Becken als Hebel benutzt werden. Die Abb. e zeigt die Bewegungen am Knochenmodell.

18 Untersuchung der Lenden-Becken-Hüft-Region (LBH-Region) in Rückenlage

Untersuchungsprogramm

1 Inspektion
— Beine
— Beckenstellung
— Wirbelsäule
— Bauchdecken

2 Aktive und passive Bewegungsprüfung der LBH-Region
— Hüftflexion
— Hüftrotation
— Hüftabduktion
— Orientierende Kniegelenktests (Flexion, Extension, Rotation)
— Differentialtests für ISG, LWS und Muskulatur (Abb. 18.1)

3 Palpation der Beckenvorderseite (Abb. 18.2)

4 Translatorische Gelenktests
— Traktion der LWS (Abb. 18.3)

5 Muskeltests
— Widerstandstest der Hüft- und Bauchmuskeln
— Verkürzungstests (Abb. 11.3, S. 113)

18.1 Seitenfeststellung einer Bewegungsstörung

Vorlaufphänomen im Liegen (Abb. 18.1 a–d)

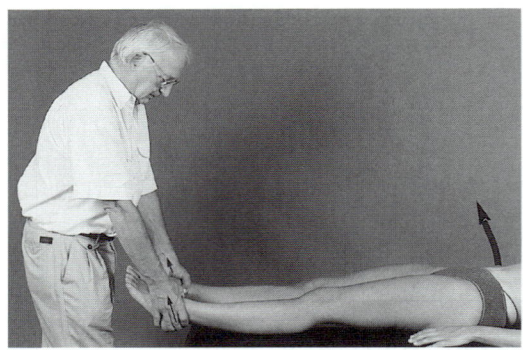

18.1a

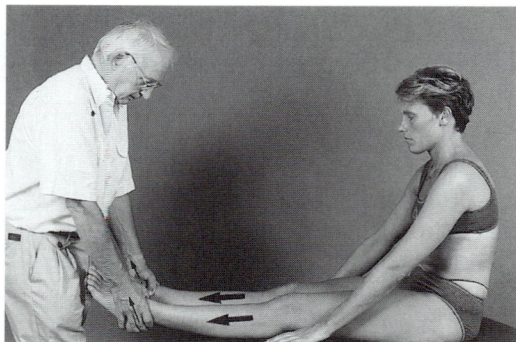

18.1b

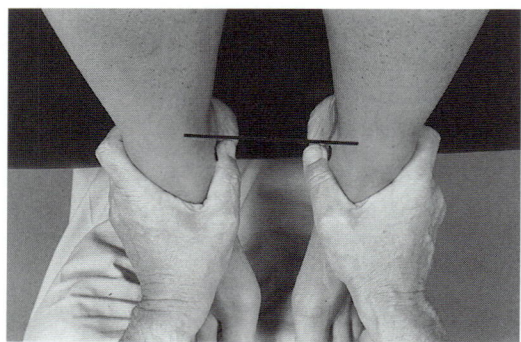

18.1c

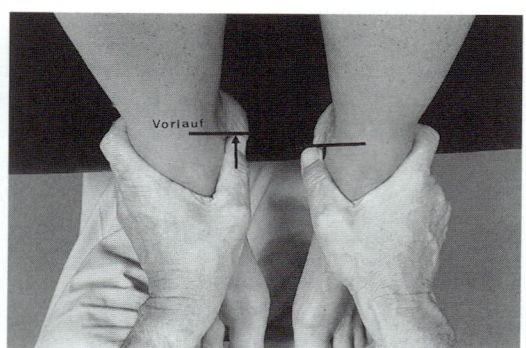

18.1d

Ausgangsstellung: Entspannte Rückenlage, keine seitliche Abwinkelung der Beine, die zu einer funktionellen Höhendifferenz der Knöchel führen würde (a). **Feststellung des Knöchelstandes** (c).

Aufsetzen lassen, wobei der Therapeut zur Vermeidung einer Bewegungseinschränkung beim Gleiten auf der Bank die Beine etwas anhebt (b). **Erneute Feststellung des Knöchelstandes, der normal auch jetzt auf gleicher Höhe stehen muß.** Bei Tieferstehen einer Seite ist dort eine Bewegungsstörung zu vermuten (d).

18.2 Palpation der LBH-Region in Rückenlage

Palpation der LBH-Region von ventral (Abb. 18.2)

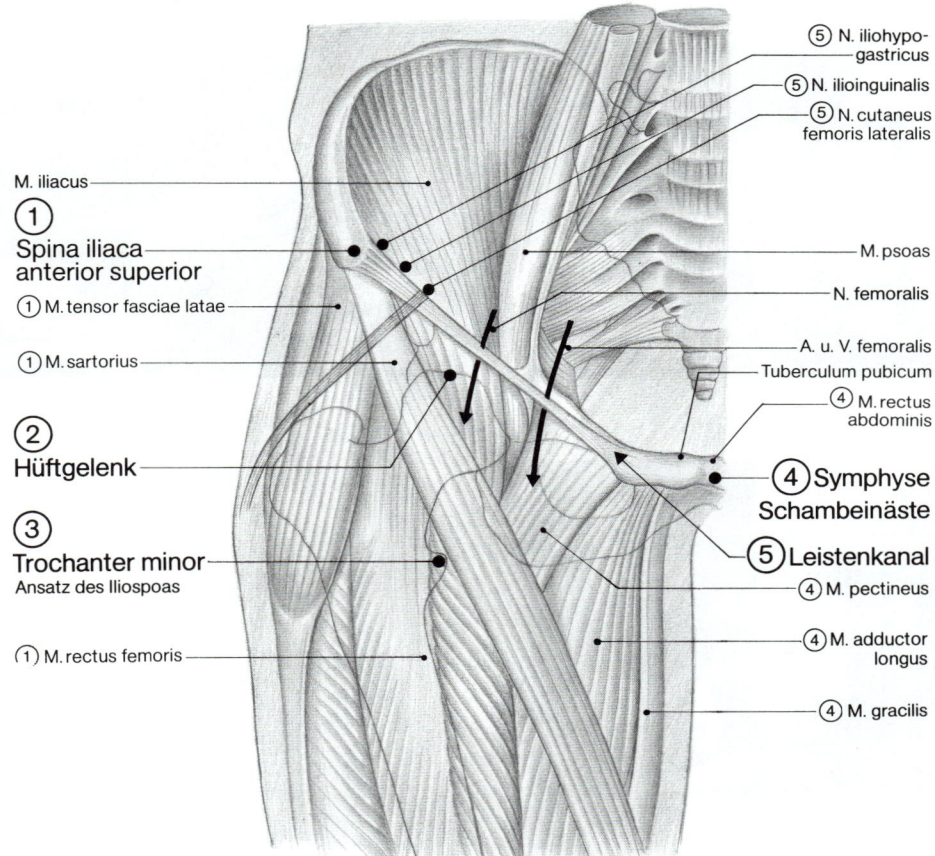

M. iliacus

① Spina iliaca anterior superior

① M. tensor fasciae latae

① M. sartorius

② Hüftgelenk

③ Trochanter minor
Ansatz des Iliopsoas

① M. rectus femoris

⑤ N. iliohypogastricus

⑤ N. ilioinguinalis

⑤ N. cutaneus femoris lateralis

M. psoas

N. femoralis

A. u. V. femoralis

Tuberculum pubicum

④ M. rectus abdominis

④ Symphyse Schambeinäste

⑤ Leistenkanal

④ M. pectineus

④ M. adductor longus

④ M. gracilis

18.2 (aus: *Frisch, H.:* Programmierte Untersuchung des Bewegungsapparates. 6. Aufl. Springer, Berlin-Heidelberg 1995)

Palpiert werden in Rückenlage:

- die **Spina iliaca ant. sup.** ① als Muskelansatzpunkt des
  - Tensor fasciae latae
  - Sartorius
- das **Hüftgelenk** ②
- der **Trochanter minor** ③, Ansatz des
  - Iliopsoas
- **Symphyse mit Schambeinästen** ④ als Muskelansatzpunkt des
  - Gracilis
  - Pectineus
  - Adduktor longus
- der **Leistenkanal** ⑤

18.3 Translatorische Gelenktests in der Lendenwirbelsäule in Rückenlage

---

Traktion der Lendenwirbelsäule (Abb. 18.3 a–c)

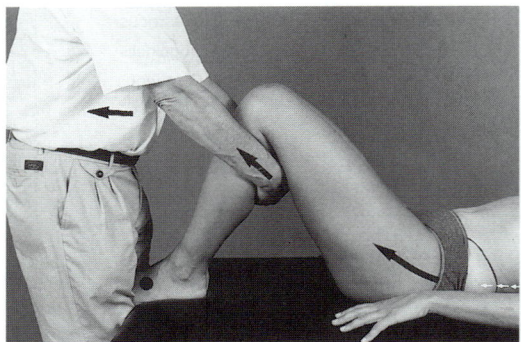

18.3a

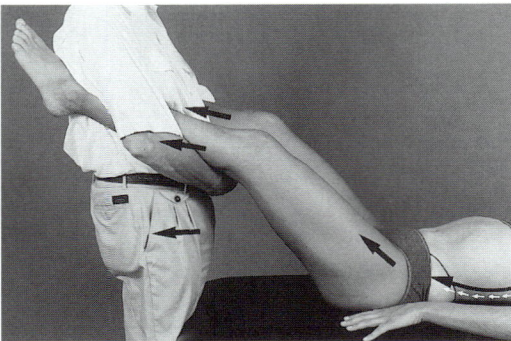

18.3b

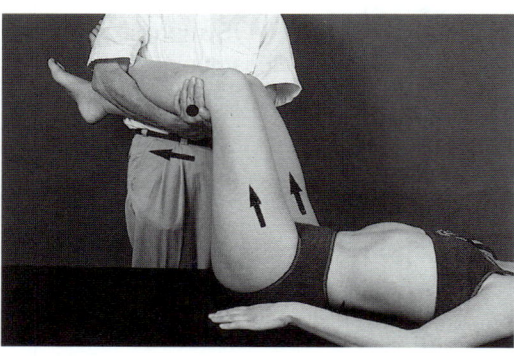

18.3c

Ausgangsstellung: Entspannte Rückenlage des Patienten. Der Zug an den Beinen des Patienten durch den Therapeuten wird nicht mit den Armen, sondern mit dem ganzen Körper ausgeübt. Am besten steht der Therapeut bei der Behandlung in Schrittstellung, um die eigene Wirbelsäule zu entlasten.

Ausführung:
- Die Beine werden nach kaudal gezogen. Der Therapeut stützt mit seinem Oberschenkel die Füße des Patienten ab (a).
- Ist das Gleiten des Rumpfes auf der Bank behindert, können die Beine auch angehoben und am Körper des Therapeuten fixiert werden (b).
- **Besteht eine antalgische Haltung, erfolgt die Traktion in der Seitabweichung** (c).

Merke: Die antalgische Haltung muß beibehalten werden!

Der Traktionszug erfolgt durch die Rückverlagerung des Körpergewichts des Therapeuten aus der Schrittstellung nach dorsal.

19 Thoraxuntersuchung im Sitzen

Untersuchungsprogramm

1 Inspektion
— Thoraxform (Asymmetrien, Klavikulastellung, Sternumform, Wirbelsäule, Rippenform)
— Atembewegungen

2 Aktive und passive Rumpfbewegungen in 3 Ebenen
   (Etagendiagnostik; Normalatmung und Tiefatmung)

3 Palpation der Thoraxgelenke
   (Segmentdiagnostik)
— Segmentweise Bewegungsprüfung der BWS (Abb. 19.1)
— Sternale und kostale Synchondrosen (s. Kap. 21)
— Kostotransversalgelenke (s. Kap. 20)
— Segmentweise Bewegungsprüfung der Rippen (s. Kap. 20, 21)

4 Translatorische Gelenktests
— Beidhändige Kompression des Thorax in der Frontalebene
— Beidhändige Kompression des Thorax in der Sagittalebene

19.1 Palpation des Thorax im Sitzen

Segmentweise Bewegungsprüfung der Brustwirbelsäule (Abb. 19.1 a–f)

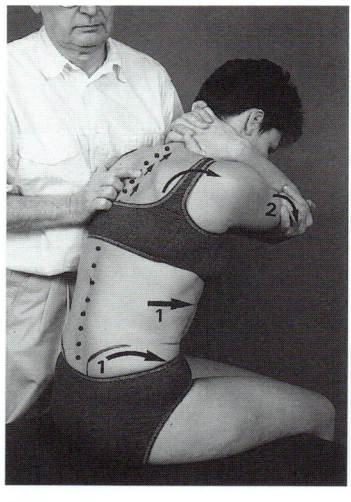 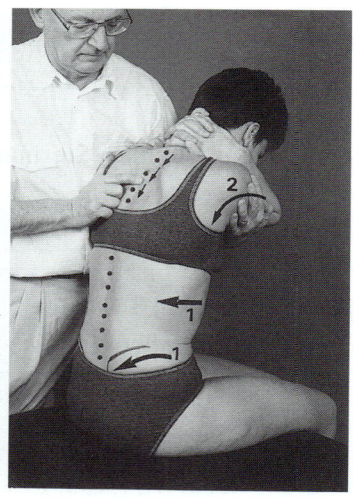

19.1a   **19.1b**

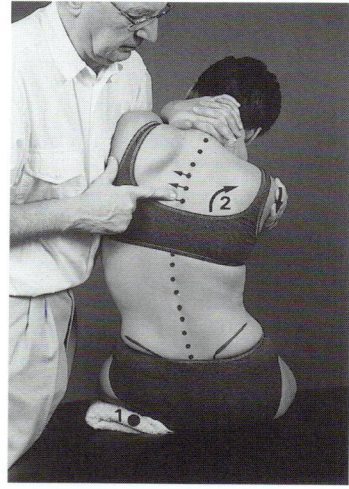 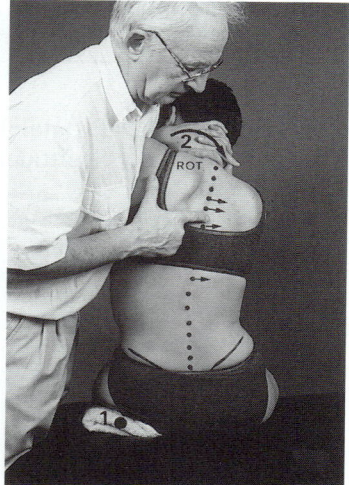

19.1c   **19.1d**

Ausgangsstellung:

Der nicht untersuchte Bereich (LWS) wird soweit wie möglich in eine **gegenläufige Krümmung zur Testbewegung** gebracht, das heißt:

- bei **Flexionsuntersuchung** (a) in Lordose durch Kippung des Beckens und Zug des Thorax nach ventral (1)
- bei **Extensionsuntersuchung** (b) in Kyphose durch Kippung des Beckens auf den Sitzbeinhöckern nach dorsal und Thoraxverschiebung nach dorsal (1)
- beim **Seitneigen** (c) wird eine **gegenläufige Skoliosierung durch Polsterunterlage** erreicht (1)
- bei der **Rotation** (d) in der gleichen Einstellung der LWS durch Polsterunterlage wie bei der Seitneigung (1)

Ausführung:

Der Therapeut führt die Rumpfbewegung über die Schulter des Patienten, dessen Arme entweder über der Brust gekreuzt oder vor der Brust adduziert sind. Die im Nacken gefalteten Hände schützen die HWS vor unbeabsichtigten Mitbewegungen (2).

Die Bewegung wird am Auseinanderweichen (a) bzw. Ineinandergleiten (b) oder bei der Seitneigung an der Rotation der Dornfortsätze zur konvexen Seite der Verkrümmung getastet. Bei der Rotation bewegen sich die Dornfortsätze zur Seite der Rotation (d).

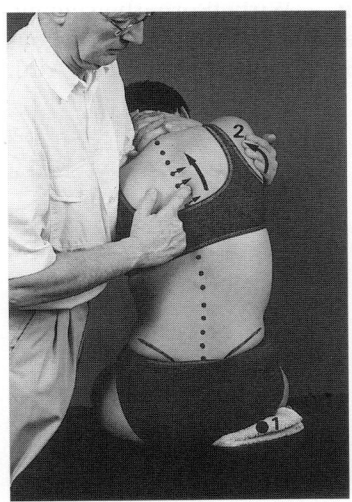 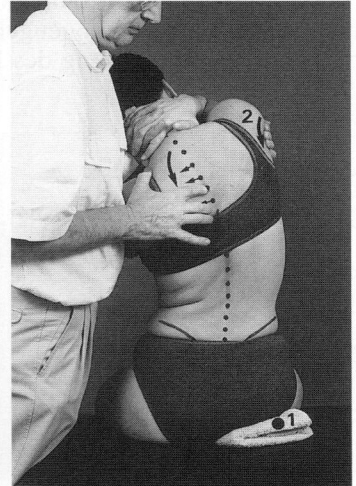

19.1e   **19.1f**

Kombinationsbewegungen sind z. B.:

- **Linksseitneigen in Flexion** (Abb. e): Fixierung der LWS durch Polsterunterlage (1) und Bewegung des Thorax in Seitneigung und Flexion.
- **Linksseitneigen in Extension** (Abb. f): Gleiche Fixation der LWS durch Polsterunterlage (1) und Führung des Thorax in Seitneigung und Extension (2).

Biomechanik der thorakalen Wirbelbewegungen

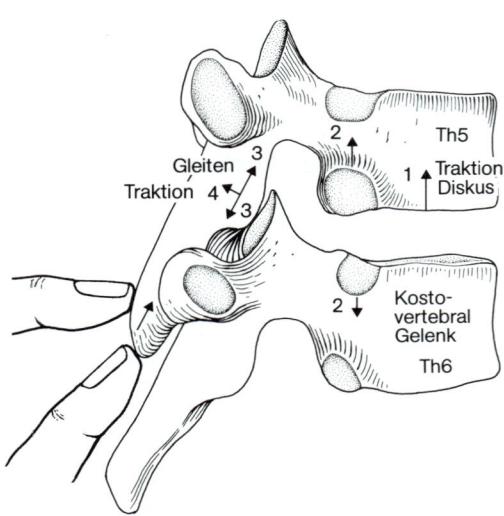

Abb. 19.2 Gleitbewegungen bei Dorsal- und Ventralflexion. 1 Wirbelkörperbewegung, 2 Gleiten Kostovertebralgelenke, 3 Gleiten Wirbelbogengelenk, 4 Traktion Wirbelbogengelenk (aus: *Frisch, H.:* Programmierte Untersuchung des Bewegungsapparates. 6. Aufl. Springer, Berlin-Heidelberg 1995)

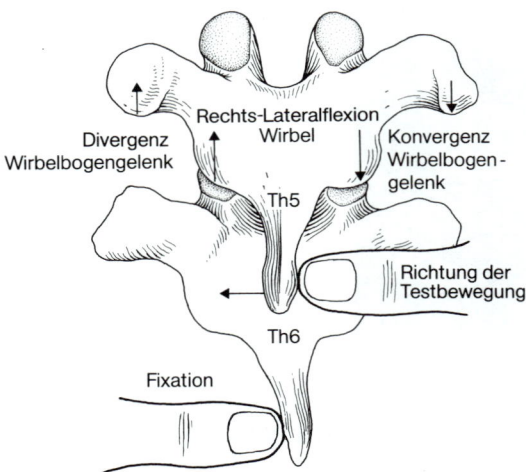

Abb. 19.3 Gleitbewegungen bei Lateralflexion und Rotation (aus: *Frisch, H.:* Programmierte Untersuchung des Bewegungsapparates. 6. Aufl. Springer, Berlin-Heidelberg 1995) (Vergleiche Abb. 20.8 a–c, S. 156)

20 Thoraxuntersuchung in Bauchlage und Seitenlage

Untersuchungsprogramm

1 Inspektion (s. Kap. 13)

2 Aktive Bewegungen:
Atembewegungen (Tiefatmung)
(Etagendiagnostik)

3 Palpation der Thoraxgelenke
(Segmentdiagnostik)
— Palpation des Thorax von dorsal (Abb. 20.1)
— Druckpalpation der Dorn- und Querfortsätze (Abb. 20.2, 20.3)
— Rippenbewegungen und Interkostalräume (Abb. 20.6)
— Segmentweise Beweglichkeitsprüfung der unteren Rippen (Abb. 20.7)

4 Translatorische Gelenktests
— BWS-Segmente (Abb. 20.8)
— Skapulabewegungen (s. Kap. 8)

5 Muskeltests
— Schulterblattfixatoren (Trapezius/Rhomboidei)

20.1 Palpation des Thorax in Bauchlage und Seitenlage in Ruhe und Bewegung

Palpation des Thorax von dorsal (Abb. 20.1)

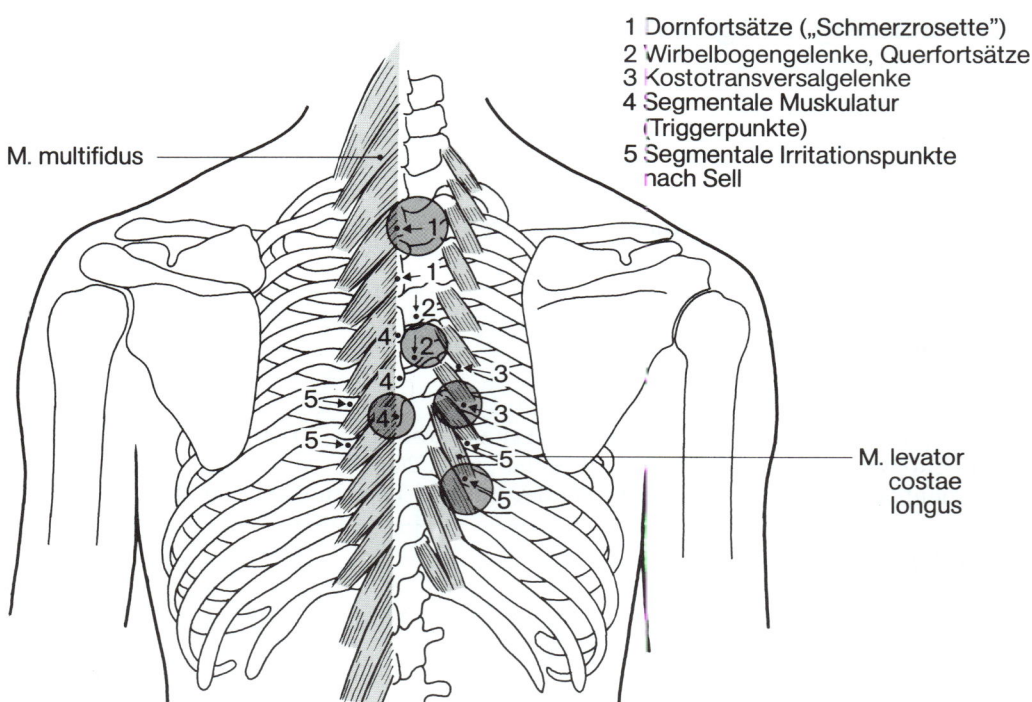

1 Dornfortsätze („Schmerzrosette")
2 Wirbelbogengelenke, Querfortsätze
3 Kostotransversalgelenke
4 Segmentale Muskulatur (Triggerpunkte)
5 Segmentale Irritationspunkte nach Sell

M. multifidus

M. levator costae longus

20.1 (aus: *Frisch, H.:* Programmierte Untersuchung des Bewegungsapparates. 6. Aufl. Springer, Berlin-Heidelberg 1995)

Druck auf den Dornfortsatz nach ventral ① verursacht einen geringen Traktionsimpuls in den kranialen Nachbargelenken und einen Kompressionsimpuls in den kaudalen Nachbargelenken (Springing-Test), Divergenzgleiten beim Schub nach kranial.

Lateral vom Dornfortsatz befinden sich die:

- **Wirbelbogengelenke** ② am medialen Rand des Erector spinae, die bei Blockierungen oft stark druckschmerzhaft sind (Irritationszone).
- **Kostotransversalgelenke** ③ und Querfortsätze am lateralen Rand des Erector-spinae-Wulstes ca. 3–5 cm von der Dornfortsatzreihe entfernt.
- **Triggerpunkte** in der segmentalen Muskulatur ④.

Segmentweise Tastpalpation der Dornfortsätze nach ventral und kranial (Schmerzrosette) (Abb. 20.2 a, b)

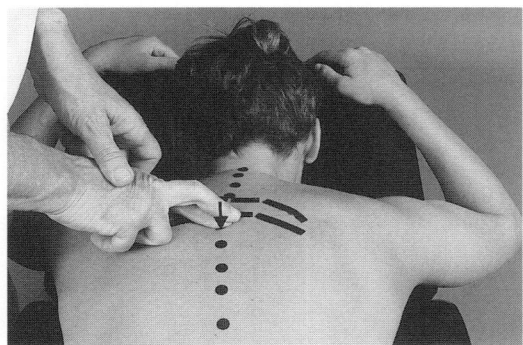 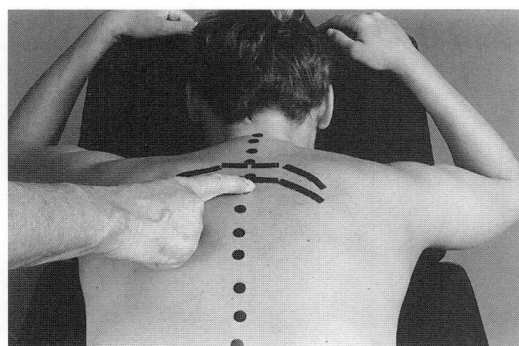

20.2a   **20.2b**

Der **Druck nach ventral** (a) prüft die **Schmerzempfindlichkeit,**
der **Druck nach kranial** (b) prüft die **Beweglichkeit der Wirbelbogengelenke in Divergenz.**

Segmentweise Druckpalpation an den Querfortsätzen nach ventral und kranial (Springing-Test) (Abb. 20.3 a) **und Palpation des Kostotransversalgelenks** (Abb. 20.3 b)

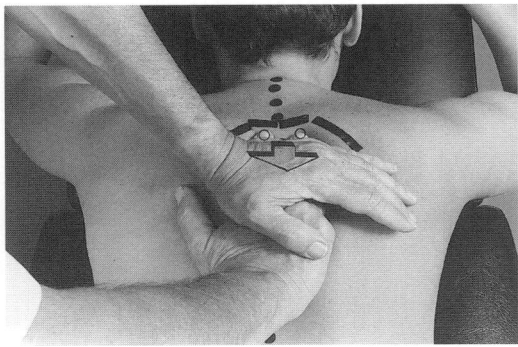 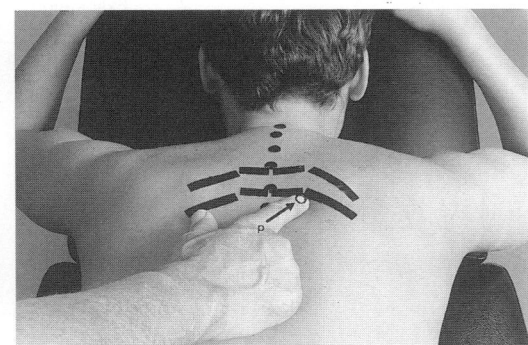

20.3a   **20.3b**

Gleiche Bedeutung wie die Druckpalpation am Dornfortsatz.

Biomechanik der Rippenbewegungen

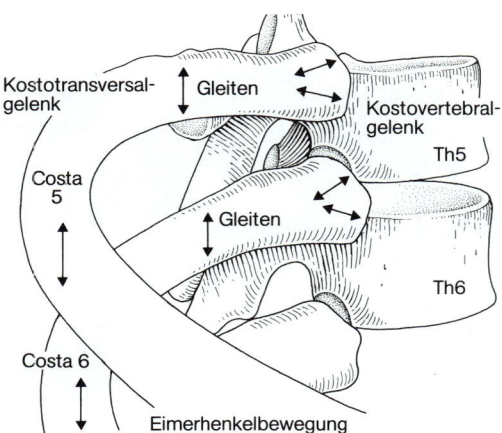

Abb. 20.4 Beweglichkeit der Rippen in den Kostovertebralgelenken (aus: *Frisch, H.:* Programmierte Untersuchung des Bewegungsapparates. 6. Aufl. Springer, Berlin-Heidelberg 1995)

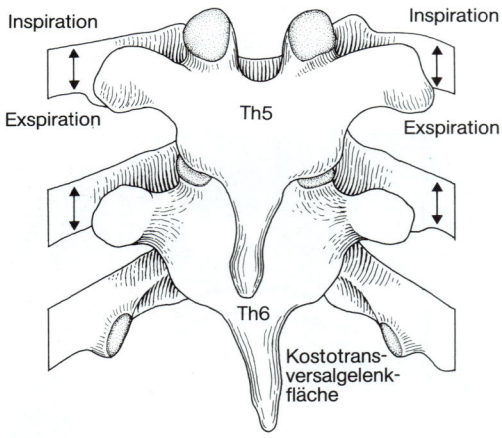

Abb. 20.5 Eimerhenkelbewegungen der 6.–11. Rippe in den Kostotransversalgelenken (aus: *Frisch, H.:* Programmierte Untersuchung des Bewegungsapparates. 6. Aufl. Springer, Berlin-Heidelberg 1995)

Bei der **Inspiration** heben sich die Rippen, indem sie in den seitlichen Kostotransversalgelenken nach kranial gleiten. Die Interkostalräume weiten sich. In den Kostovertebralgelenken findet im oberen Anteil eine geringe Druckvermehrung, im unteren Gelenkanteil eine leichte Traktion statt.

Bei der **Exspiration** läuft die umgekehrte Bewegung ab.

Palpation und Bewegungsprüfung der Rippen in Bauchlage (Abb. 20.6 a, b)

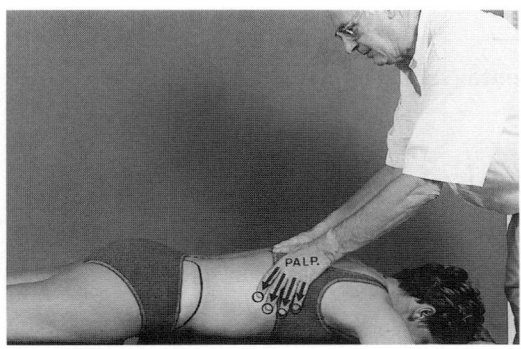
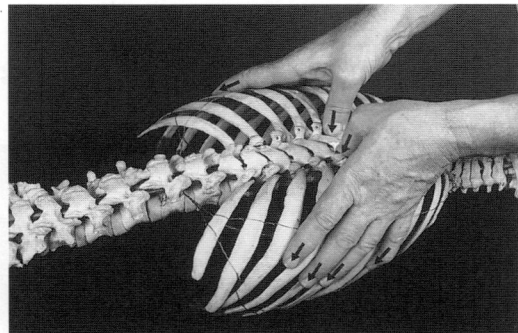

20.6a   **20.6b**

Die Palpation der Interkostalräume und Rippenbewegungen umfaßt die **atemsynchrone Tastung der Rippenbewegung** und Erweiterung der Zwischenrippenräume bei Einatmung.

Segmentweise Bewegungsprüfung der unteren Rippen in Seitenlage (Abb. 20.7 a, b)

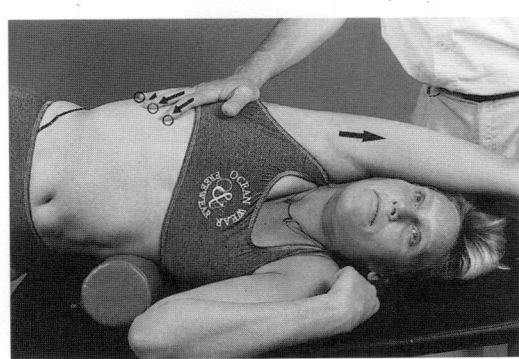
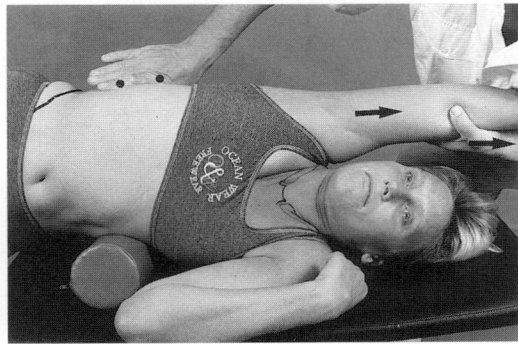

20.7a   **20.7b**

Die **Palpationsstellen** an den unteren Rippen liegen in der mittleren Axillarlinie. Die oberen Rippen (2.–6. Rippe) werden hingegen in Rückenlage in der vorderen Axillarlinie untersucht (s. Kap. 21). Die **Testung der Rippenbeweglichkeit der unteren Rippen** und Erweiterung der Zwischenrippenräume erfolgt nach Aufspreizung der seitlichen Rippenpartien über ein Polster (Eimerhenkelbewegung). Die Abb. a zeigt den Test, die Abb. b zeigt die Fixation der unteren Rippe bei der therapeutischen Erweiterung des darüberliegenden Interkostalraumes.

20.2 Translatorische Gelenktests in der Brustwirbelsäule in Bauchlage

> **Translatorische Gelenktests der BWS-Segmente** (Abb. 20.8a–c)

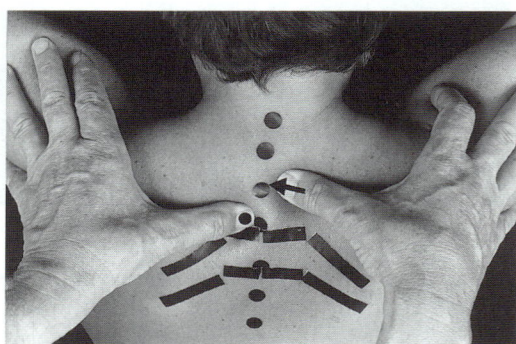

20.8a

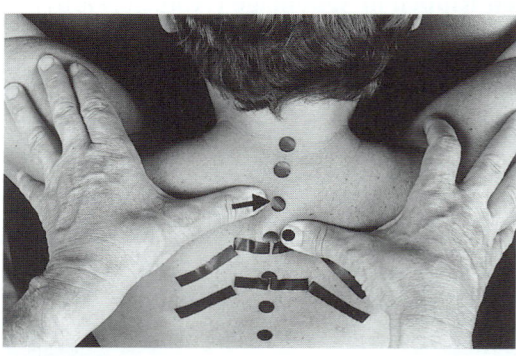

20.8.b

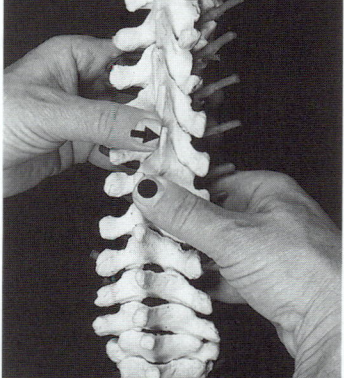

20.8c

Testung des translatorischen Gleitens bei Schub des bewegten Wirbeldornfortsatzes nach lateral gegen den fixierten Nachbarwirbel. Der Test dient zur Lokalisation eines schmerzhaft blockierten Segmentes. Dabei wird, wie in der Lendenwirbelsäule, ein Dornfortsatz fixiert und nacheinander der **kraniale und kaudale Nachbarwirbel gegen den fixierten Wirbel rotiert**.

21 Thoraxuntersuchung in Rückenlage

Untersuchungsprogramm

1 Inspektion (s. Kap. 19)

2 Aktive Bewegungen
   Atembewegungen (Tiefatmung)
   (Etagendiagnostik)

3 Palpation der Rippen
   (Segmentdiagnostik)
— Palpation des Thorax von ventral (Abb. 21.1)
— Segmentweise Beweglichkeitsprüfung der oberen Rippen (Abb. 21.2)

4 Translatorische Gelenktests
— Federungstest der 1. Rippe (s. Kap. 8)
— Sternoklavikular- und Akromioklavikulargelenk (s. Kap. 8)

5 Muskeltests
— Verkürzungstest des Pectoralis major

21.1 Palpation des Thorax in Rückenlage

Palpation des Thorax von ventral (Abb. 21.1)

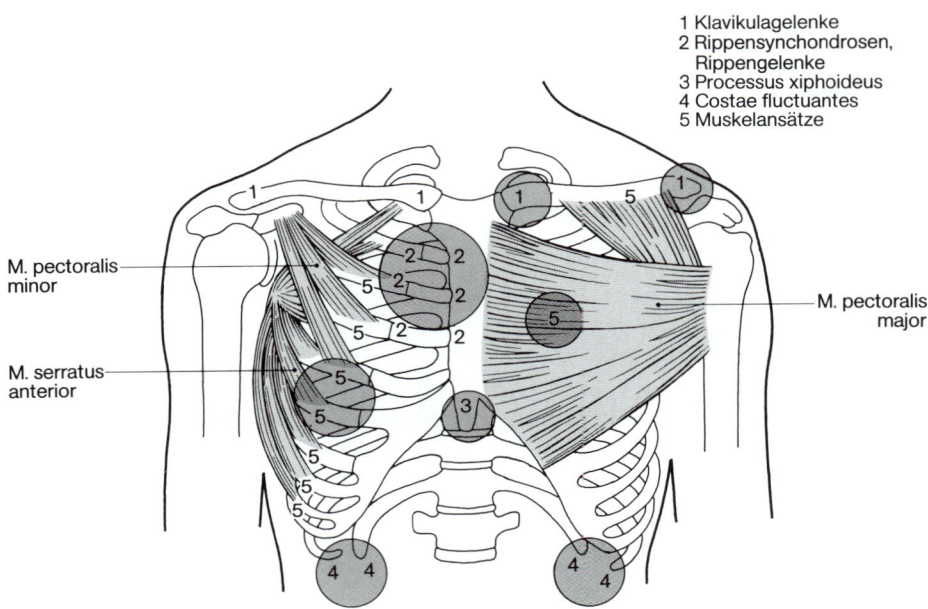

1 Klavikulagelenke
2 Rippensynchondrosen,
  Rippengelenke
3 Processus xiphoideus
4 Costae fluctuantes
5 Muskelansätze

M. pectoralis minor

M. serratus anterior

M. pectoralis major

21.1 (aus: *Frisch, H.:* Programmierte Untersuchung des Bewegungsapparates. 6. Aufl. Springer, Berlin-Heidelberg 1995)

Palpationspunkte am ventralen Thorax sind:

- **Klavikulagelenke** ① (siehe Schulteruntersuchung)
- **Rippensynchondrosen und Rippengelenke** ②
  Druckschmerzhaftigkeit kann auf Beweglichkeitsstörung der dort ansetzenden Rippe hinweisen
- der **Proc. xiphoideus** ③. Bei Schmerzhaftigkeit muß das Segment Th7 auf Funktionsstörung untersucht werden (Rippen **und** Wirbelgelenke)
- **Costae fluctuantes** ④ können zu schmerzhaften Atembehinderungen führen. Ruhigstellung erforderlich. Keine Mobilisation
- **Insertionstendopathien** der großen Fächermuskeln Pectoralis minor und major und Serratus anterior ⑤

Segmentweise Bewegungsprüfung der oberen Rippen (Abb. 21.2 a, b)

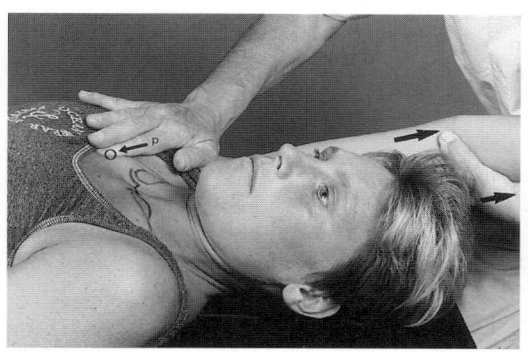 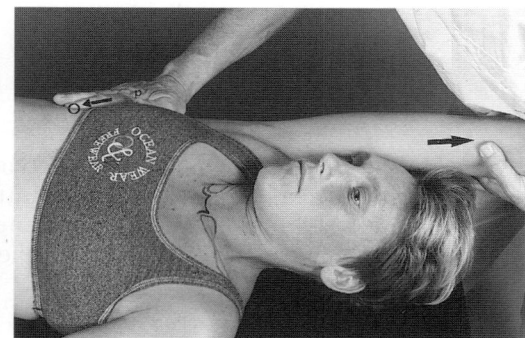

21.2a   **21.2b**

Das Heben und Senken der Rippen bei Inspiration und Exspiration ist in der vorderen Axillarlinie gut tastbar.

22 Untersuchung der Halswirbelsäule im Sitzen

Wenn bei der Untersuchung der HWS, insbesondere bei Traktion, der vorsichtigen Kompression (!!) oder dem Klopf- und Rütteltest am Dornfortsatz Schmerz, Schwindelerscheinungen oder andere unangemessene Befindungsstörungen auftreten, dann muß die Untersuchung zur Klärung der Ursachen abgebrochen werden!

Untersuchungsprogramm

1 Inspektion (Form des Halses, Kopfstellung, Schädelform, Gesichtsasymmetrie)

2 Aktive und passive HWS- und Kopfbewegungen in 3 Ebenen
(Etagendiagnostik)
— Sagittalebene: Dorsal- und Ventralflexion
— Frontalebene: Lateralflexion
— Transversalebene: Rotation

3 Palpation der HWS
(Segmentdiagnostik)
— Palpation des Thorax von ventral (s. Kap. 21)
— Palpation und Bewegungsprüfung Okziput/Atlas (C0/C1) (Abb. 22.4, 22.5)
— Bewegungsprüfung Atlas/Axis (C1/C2) (Abb. 22.6, 22.7)
— Bewegungsprüfung C2/C3 (Abb. 22.8, 22.9)
— Bewegungsprüfung C5–Th3 (Abb. 22.10–22.12)
(zervikothorakaler Übergang)

4 Translatorische Gelenktests
— Traktion und Kompression (Abb. 22.13–22.15)
— Gleittests der Wirbelbogengelenke

5 Muskeltests
— Widerstandstests der Halsmuskeln (Abb. 22.16–22.19)

22.1 Biomechanik der Kopfgelenke

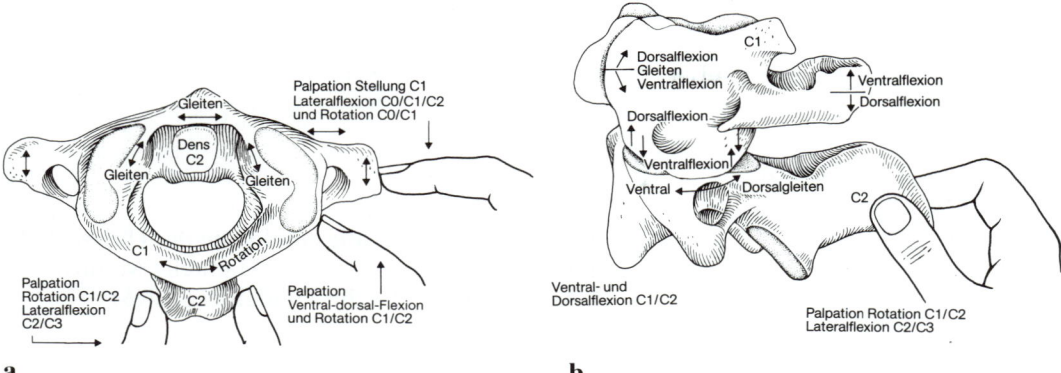

Abb. 22.1 a,b Gleitbewegungen und Palpationsstellen an den Kopfgelenken (C0, C1, C2). Rotation C1 und C2 von kranial (a) und lateral (b) (aus: *Frisch, H.:* Programmierte Untersuchung des Bewegungsapparates. 6. Aufl. Springer, Berlin-Heidelberg 1995)

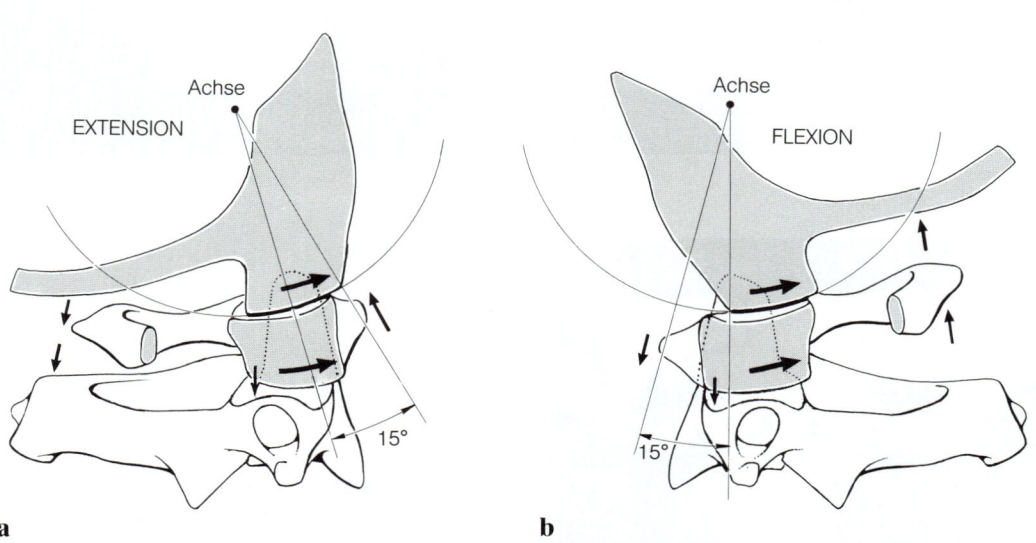

Abb. 22.2 a,b Bewegungsausmaße in den Segmenten C0/C1 (a) und C1/C2 (b) (nach *Kapandji* 1970) (aus: *Frisch, H.:* Programmierte Untersuchung des Bewegungsapparates. 6. Aufl. Springer, Berlin-Heidelberg 1995)

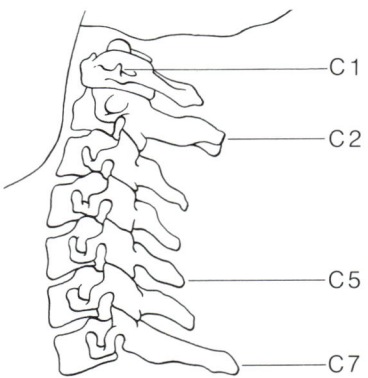

**Abb. 22.3 Orientierungspunkte an der Halswirbel-
säule** (aus: *Neumann, H.-D.:* Manuelle Medizin.
4. Aufl. Springer, Berlin-Heidelberg 1995)

22.2 Palpation und Bewegungsprüfung im Segment C0/C1 im Sitzen

Stellungsdiagnostik am Atlas (Abb. 22.4 a–c)

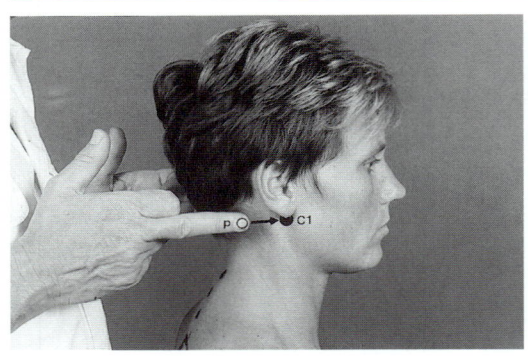

22.4a

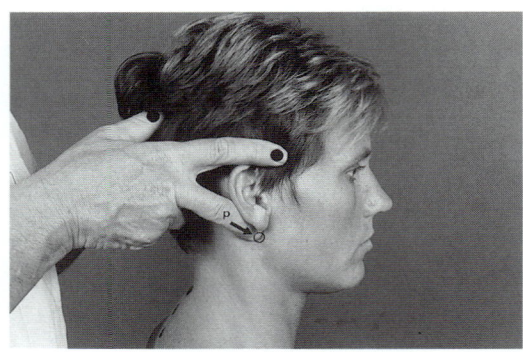

22.4b

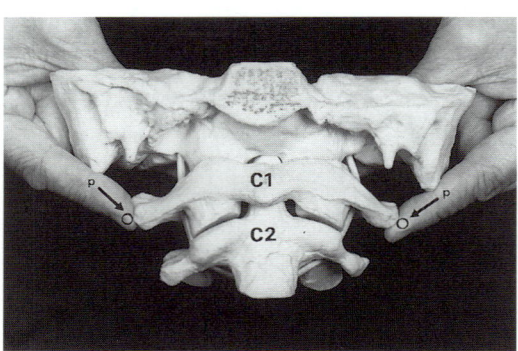

22.4c

Die **Atlasquerfortsätze** werden im Winkel
zwischen aufsteigendem Unterkieferast
und Warzenfortsatz getastet (Abb. 22.4a).
Ein Hochstand der Querfortsätze spricht
für eine basilare Impression der Schädel-
basis

Lateralflexion C0/C1 (Abb. 22.5 a–d)

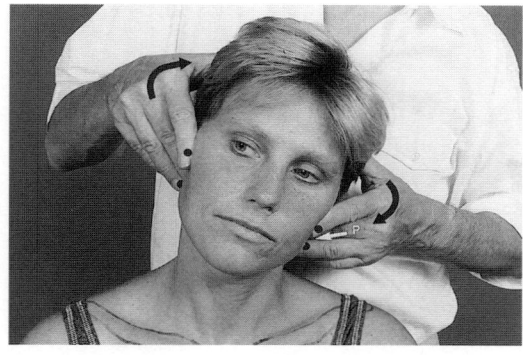

22.5a

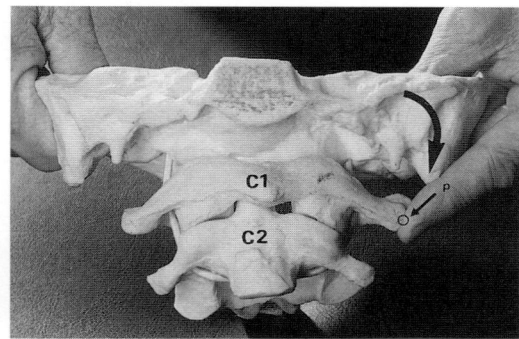

22.5b

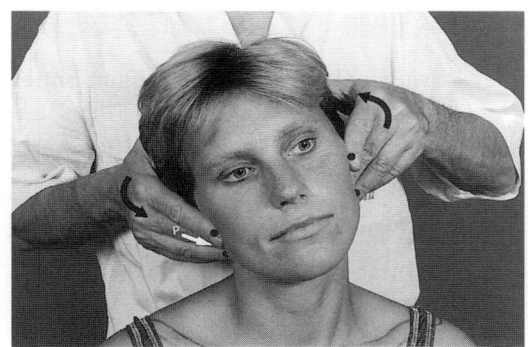

22.5c

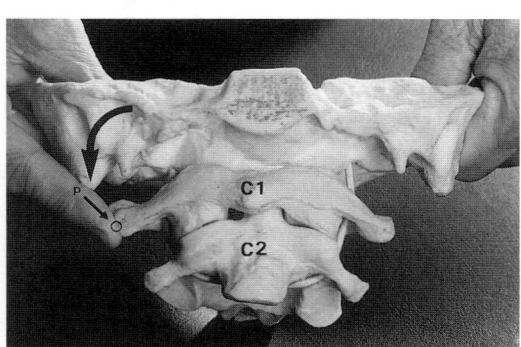

22.5d

Die **Kippung des Kopfes bei der Lateralflexion** erfolgt um eine Drehachse im unteren Drittel der Schädelhöhle in Höhe der Nasenwurzel. Dabei wird der Querfortsatz auf der Neigungsseite besser tastbar (siehe Abb. 22.5 b und d).

Ausführung: Der Untersucher führt den Kopf des Patienten beiderseits mit dem fest angelegten Zeige- und Ringfinger sowie dem Daumen am Hinterkopf. Der längere Mittelfinger tastet die Beweglichkeit des Atlas im Winkel zwischen Unterkieferast und dem Warzenfortsatz beiderseits.

22.3 Bewegungsprüfung im Segment C1/C2 im Sitzen

Lateralflexion C1/C2 (Abb. 22.6 a, b)

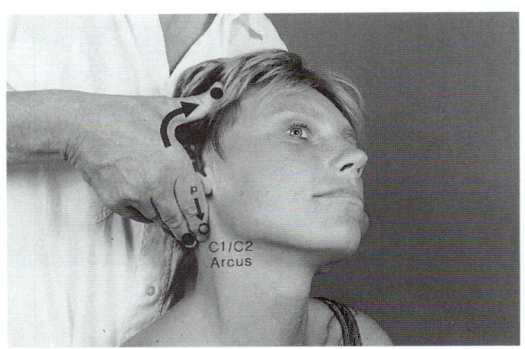
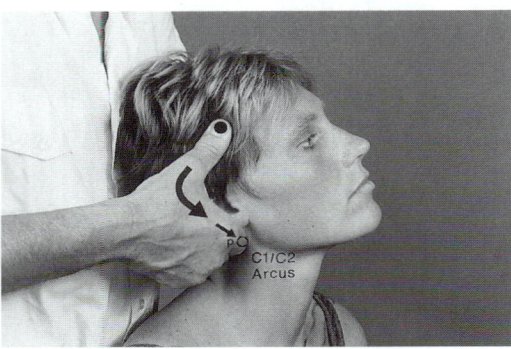

22.6a   **22.6b**

Die Lateralflexion im Segment C1/C2 wird an der Beweglichkeit der **Wirbelbögen hinter dem Sternokleidomastoideus getastet.**

Rotation C1/C2 (Abb. 22.7 a–d)

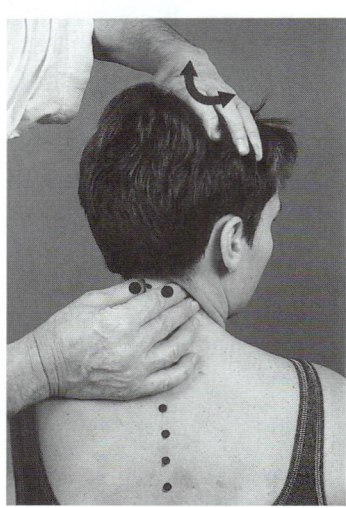
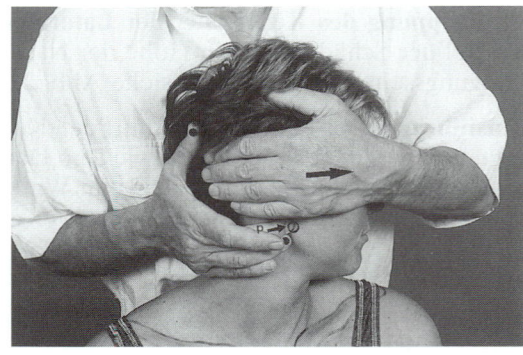

22.7a   **22.7b**

Kopf und Atlas lassen sich nach beiden Seiten ca. 20° drehen, ehe der Dornfortsatz des Axiswirbels mitrotiert (a).

Die Rotation in endgradiger Rotationsstellung (b) ist an der **Positionsänderung des Querfortsatzes im Winkel zwischen Kieferast und Warzenfortsatz** erkennbar. Der Abstand zwischen Kieferast und Querfortsatz wird an der rotationsabgewandten Seite, auf der palpiert wird, d.h. bei einer Linksrotation auf der rechten Seite größer, zum Warzenfortsatz kleiner.

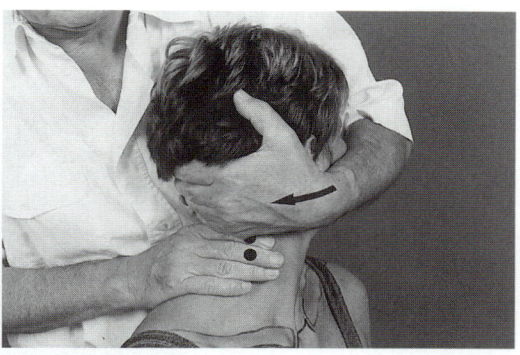
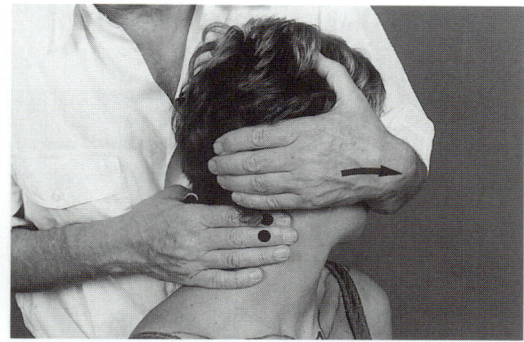

22.7e   **22.7d**

Eine alternative Handfassung für die **Therapie im Segment C1/C2** ist der Wickelgriff.

22.4 Bewegungsprüfung im Segment C2/C3 im Sitzen

Flexion und Extension C2/C3 (Abb. 22.8 a–c)

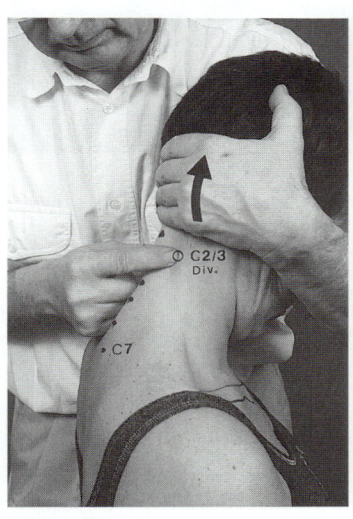
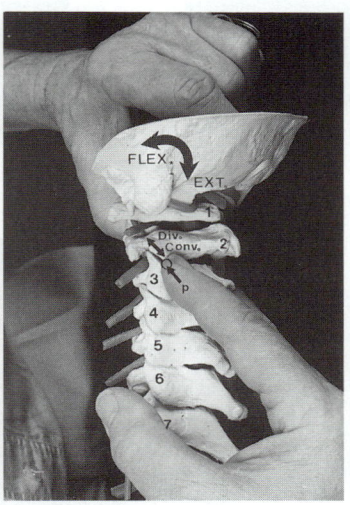
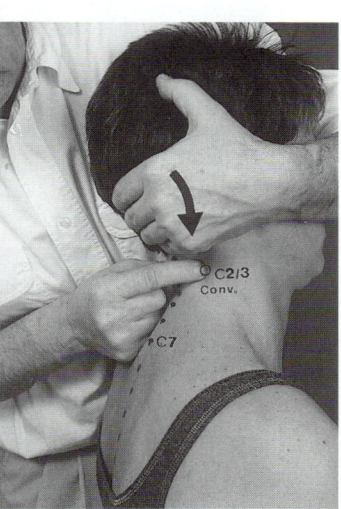

22.8a   **22.8b**   **22.8c**

Flexion (Divergenz) (a) und Extension (Konvergenz) (c) an den rechtsseitigen Wirbelbogengelenken. Das Knochenmodell (b) stellt die Palpaton an den linksseitigen Facetten
dar.

Lateralflexion C2/3 (Abb. 22.9 a–f)

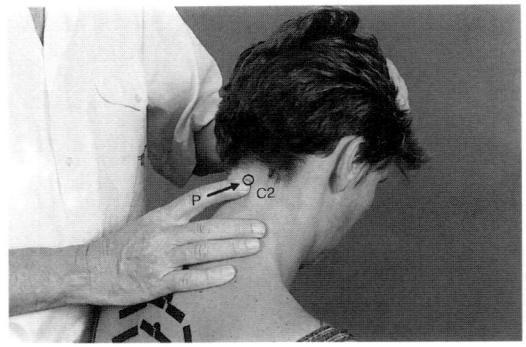

22.9a

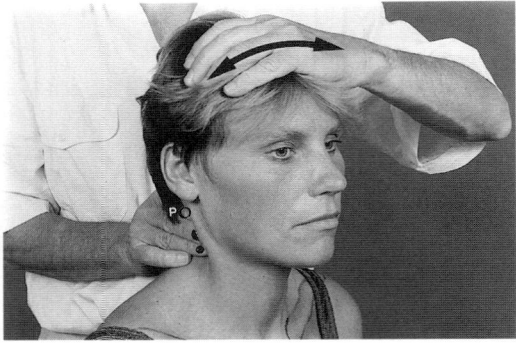

22.9b

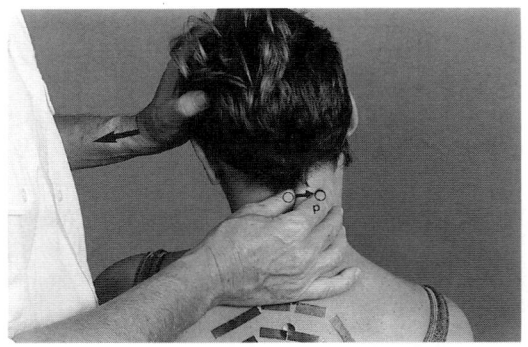

22.9c

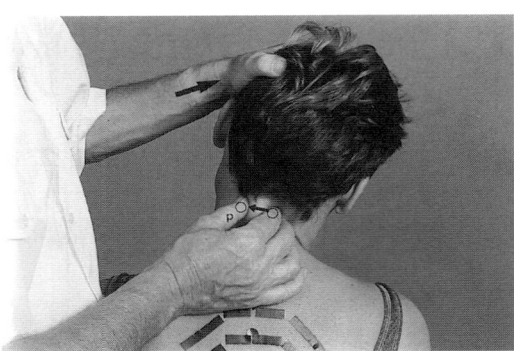

22.9d

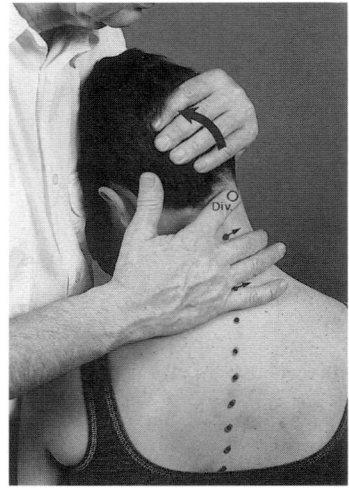

22.9e

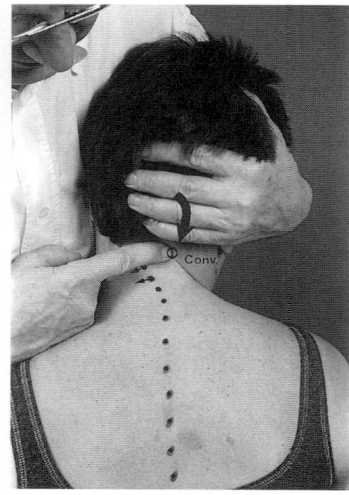

22.9f

Tastpunkte an der Gelenkfacette C2/C3 bei einer Linksseitneigung von der Seite gesehen (a). Seitneigen mit Tastung der Begleitrotation am Dornfortsatz von C2. Die Rotation muß seitengleich sein (b). Testbewegung nach links und rechts von dorsal (c, d). Kombinationsbewegung in Divergenz (e) und Konvergenz (f).

22.5 Bewegungsprüfung im zervikothorakalen Übergang im Sitzen

Biomechanik der zervikalen Wirbelbewegungen

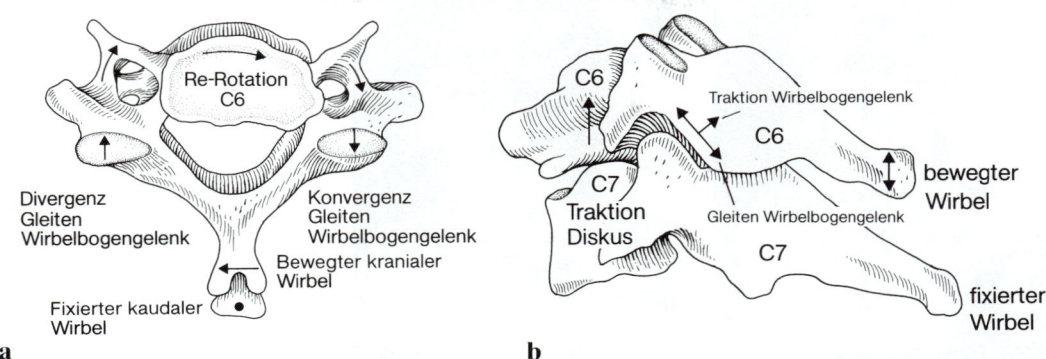

Abb. 22.10 a,b Gleitbewegungen in den Wirbelbogengelenken C6/C7 von kranial (a) und lateral (b) (aus: *Frisch, H.:* Programmierte Untersuchung des Bewegungsapparates. 6. Aufl. Springer, Berlin-Heidelberg 1995)

Aktive Rotation im zervikothorakalen Übergang (Abb. 22.11 a,b)

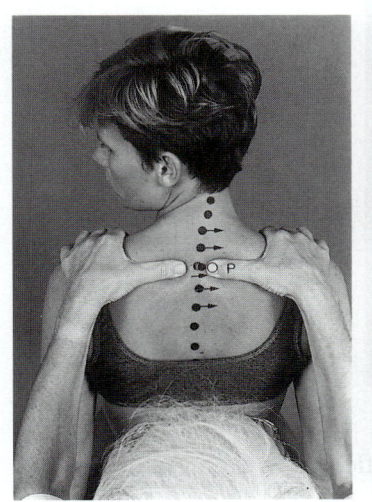

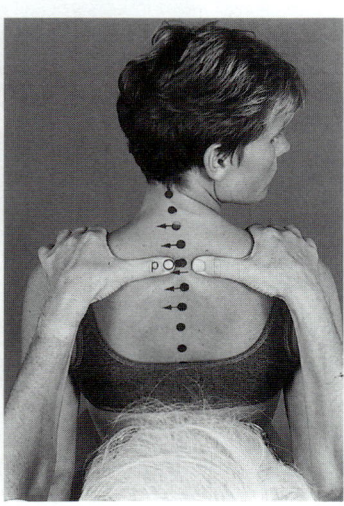

22.11a   **22.11b**

Die **Flexion** in der HWS erfolgt durch Divergenzgleiten in den Bogengelenken, die **Extension** (Dorsalflexion) durch Konvergenzgleiten. Beim **Seitneigen** gleiten die Facetten auf der Neigungsseite ineinander (Konvergenz), auf der anderen Seite auseinander (Divergenz). Bei der **Rotation** gleiten die Gelenkfacetten auf der Seite der Rotation zusammen (z. B. bei der Linksrotation auf der linken Seite), der tastbare Dornfortsatz, der hinter der Bewegungsachse liegt, bewegt sich zur anderen Seite (nach rechts) (Abb. 22.12d, S. 168).

Segmentweise Bewegungsprüfung im zervikothorakalen Übergang (Abb. 22.12 a–d)

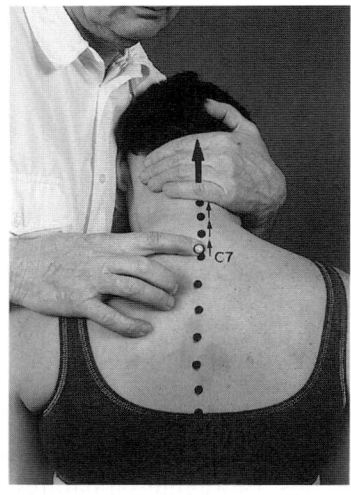

22.12a

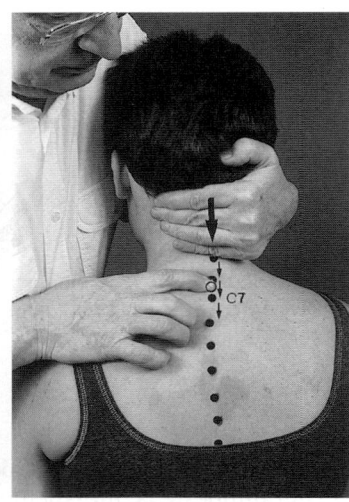

22.12b

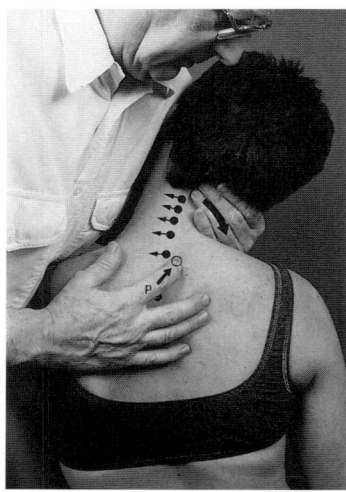

22.12c

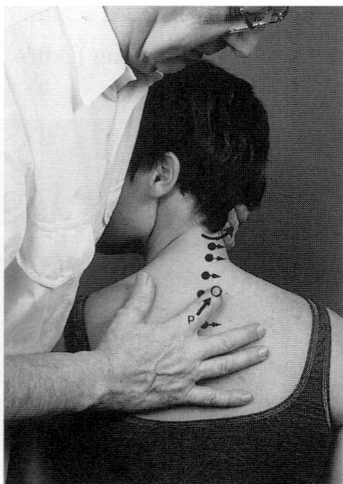

22.12d

Die Prüfung umfaßt jeweils die Ventralflexion (a), Dorsalflexion (b), Lateralflexion (c), Rotation (d).

Die **Gleitbewegungen in den Wirbelbogengelenken** werden wieder am Auseinanderweichen der Dornfortsätze bei Flexion (a) und Ineinandergleiten bei Extension (b) getastet). Bei Lateralflexion (c) und Rotation (d) rotieren die Dornfortsätze zur konvexen Seite der entstehenden Krümmung, d.h. z. B. bei einer Rechtsneigung zur linken Seite (c), bei einer Linksrotation (d) nach rechts.

22.6 Translatorische Gelenktests an der Halswirbelsäule im Sitzen

Traktion und Kompression
Segmentweise **Traktion** nach kranial
Segmentweise **Traktion durch Dorsalschub** des oberen Wirbels

Traktion und Kompression der Halswirbelsäule (Abb. 22.13 a, b)

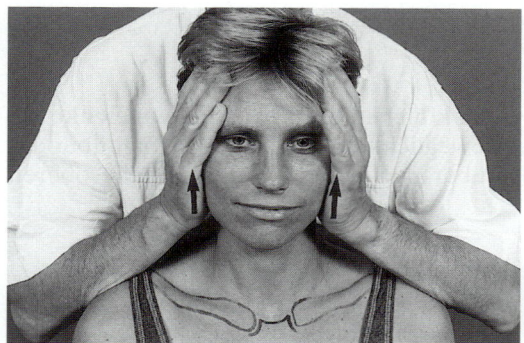 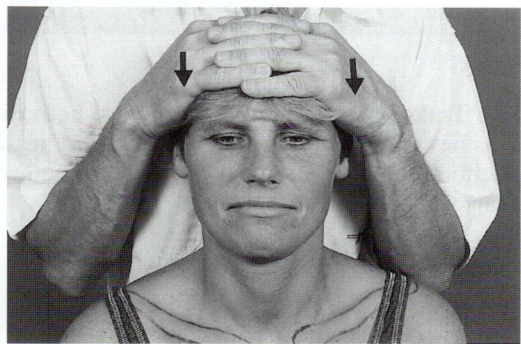

22.13a   **22.13b**

Die **Traktion nach kranial (a) vergrößert den Bandscheibenraum** und bewirkt eine Divergenzbewegung (Auseinandergleiten) in den Wirbelbogengelenken. Die **(sanfte!)** Kompressionsbewegung (b) ist ein Provokationstest auf Schmerz

Segmentweise Traktion nach kranial (Abb. 22.14)

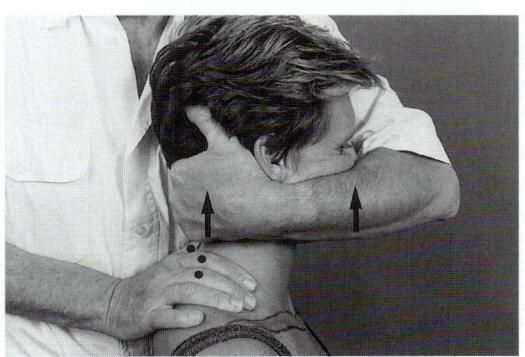

22.14

Hierdurch wird die **Distraktion der Bandscheiben** und die Divergenzbewegung der Wirbelbogengelenke segmental geprüft. Die Nervenaustrittsstellen werden erweitert.

Segmentweise Traktion durch Dorsalschub des oberen Wirbels (Abb. 22.15)

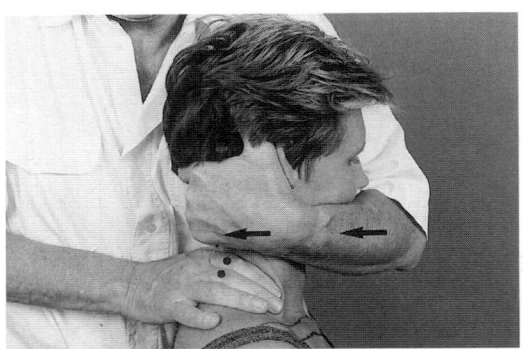

22.15

Die **Traktionsbewegung nach dorsal hebt die Gelenkflächen der Wirbelbogengelenke** ab. Das bewirkt Schmerzerleichterung und bessere Beweglichkeit. Der Schub erfolgt über das Jochbein für die unteren HWS-Segmente oder über den Unterkieferast für die oberen Halswirbel.

22.7 Widerstandstests der Halsmuskeln

Oberflächliche Ventralflexoren (Abb. 22.16)   **Tiefe Ventralflexoren** (Abb. 22.17)

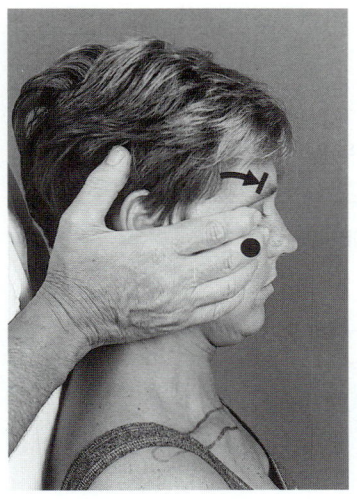

22.16

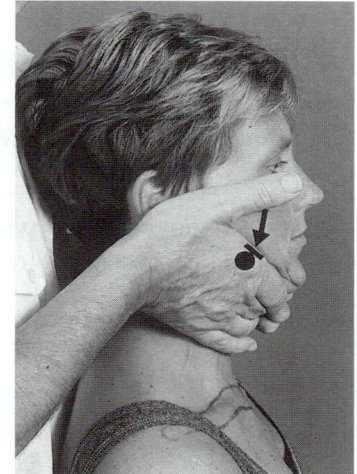

22.17

Tiefe Dorsalextensoren (Abb. 22.18)   **Lateralflexoren** (Abb. 22.19)

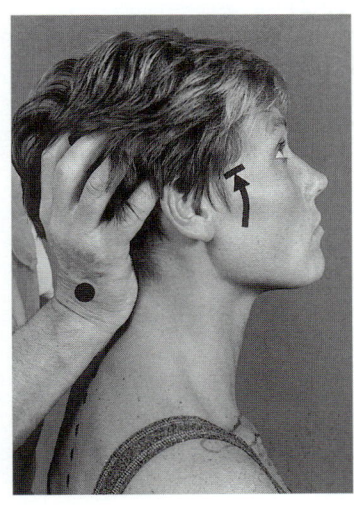

22.18

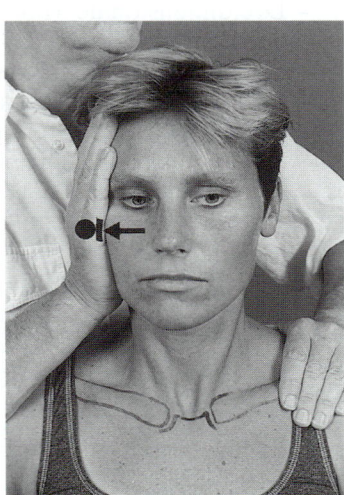

22.19

Die Muskeltests sind erforderlich zur **Differenzierung von artikulären und muskulären Beschwerden** im Bereich des Nackens und des Schultergürtels.

23 Untersuchung der Halswirbelsäule in Rückenlage

Untersuchungsprogramm

1 Inspektion (Differenz zwischen Fehlstellung des Kopfes im Sitzen und Liegen)

2 Aktive und passive HWS- und Kopfbewegungen in 3 Ebenen
— Ventral-, Dorsal-, Lateralflexion und Rotation
— Lateralverschiebung des Kopfes
— Provokationstest für die Arteria vertebralis (De-Kleyn-Hängeversuch)

3 Palpation der HWS
(Segmentdiagnostik)
— Ventralflexion (Abb. 23.1a)
— Dorsalflexion (Abb. 23.1b)
— Lateralflexion (Abb. 23.1c)
— Rotation (Abb. 23.1d)

4 Translatorische Gelenktests
— Dreidimensionale Traktion aller HWS-Segmente (Abb. 23.2)
— Segment C0/C1: Dorsal- und Ventralgleiten der Okziputkondylen auf dem Atlas
— Segment C0/C1/C2: Kombinationsbewegungen in den Kopfgelenken
— Segment C1/C2: Atlastraktion
— Segment C1/C2: Lateralgleiten des Atlas auf dem Axiswirbel
— Segmente C2–C7: Divergenz-Konvergenz-Gleiten in den Wirbelbogengelenken

5 Muskeltests
— Widerstandstests Halsmuskeln (Halsbeuger und Strecker)

23.1 Segmentweise Bewegungsprüfung in der Halswirbelsäule in Rückenlage

Ausgangsstellung und Ausführung:
Rückenlage. Der Kopf des Patienten ragt über das Ende der Untersuchungsliege hinaus und liegt in den Händen des Untersuchers. Der Kopf wird dann **unter gleichzeitiger Palpation der Gelenkfacetten** des untersuchten Wirbelsegments nacheinander geführt in die

- Ventralflexion (Abb. 23.1a)
- Dorsalflexion (Abb. 23.1b)
- Lateralflexion (Abb. 23.1c)
- Rotation (Abb. 23.1d)

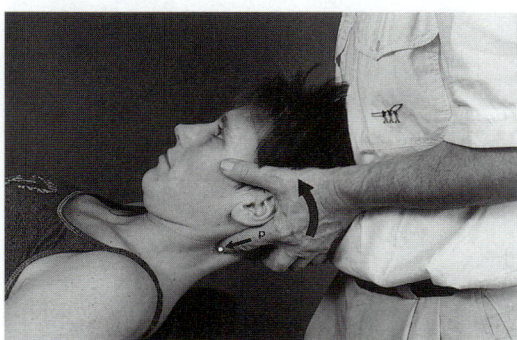 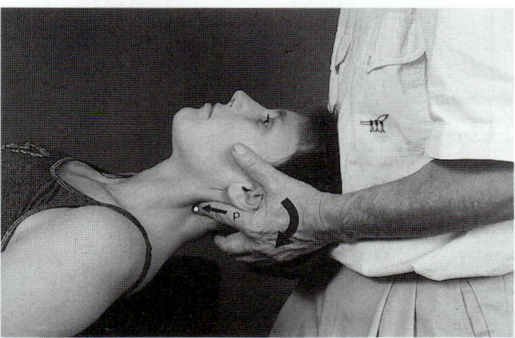

23.1a   **23.1b**

Ventralflexion: Divergenzgleiten beider Wirbelbogengelenke (a)
Dorsalflexion: Konvergenzgleiten beider Bogengelenke (b)

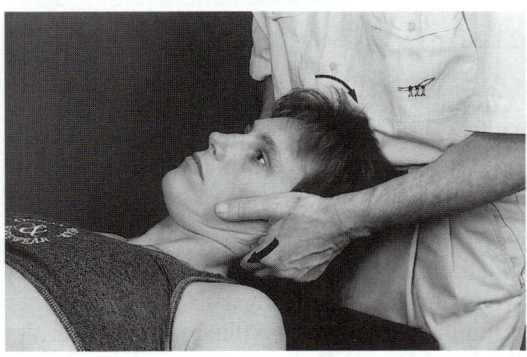 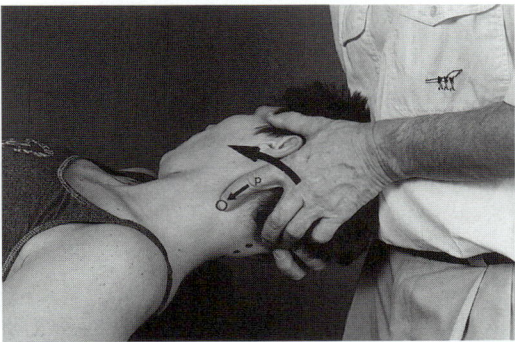

23.1c   **23.1d**

Lateralflexion: Konvergenz auf der Neigungsseite, Divergenz auf der neigungsabgewandten Seite (c)
Rotation: Divergenzgleiten auf der rotationsabgewandten Seite (d)

23.2 Translatorische Gelenktests der Halswirbelsäule in Rückenlage

Dreidimensionale Traktion der Halswirbelsäule (Abb. 23.2 a–e)

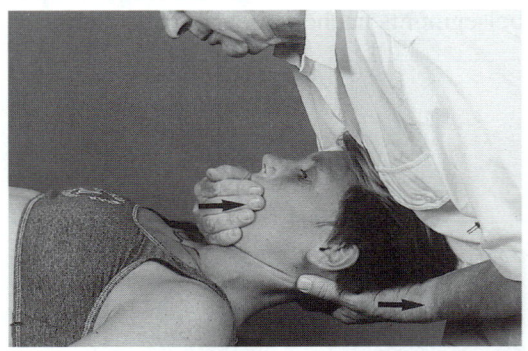

23.2a

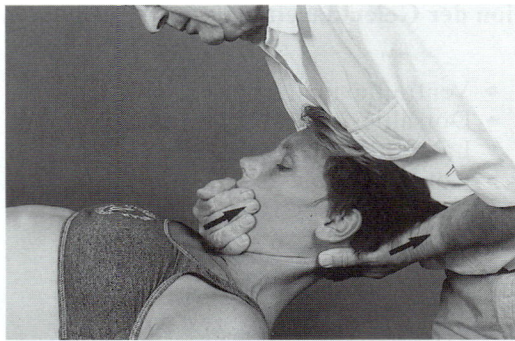

23.2b

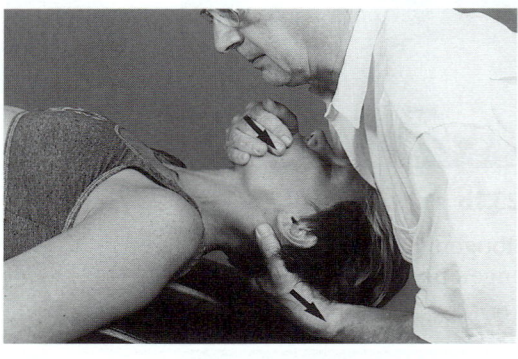

23.2c

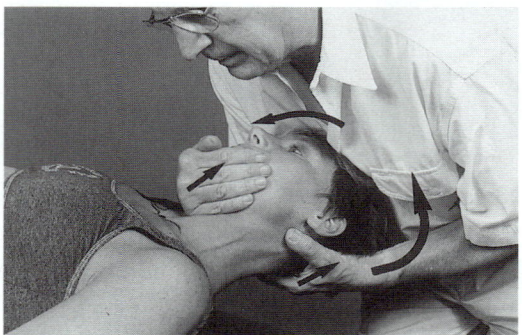

23.2d

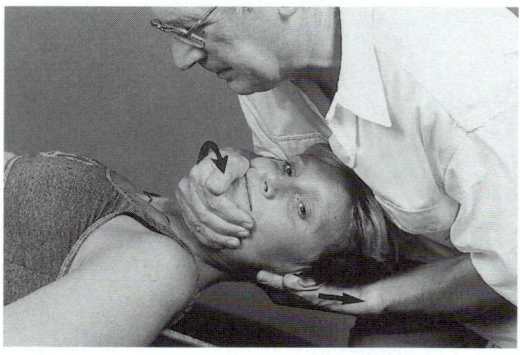

23.2e

Ausgangsstellung:
Rückenlage. Der Kopf des Patienten wird beidhändig am Hinterkopf und unter dem Kinn gefaßt.

Ausführung:
Nach einer **Längstraktion** (a) erfolgt **unter weiterem leichten Längszug** eine Bewegung in **Flexion** (b), **Extension** (c), **Lateralflexion** (d) und **Rotation** (e) nach beiden Seiten. Dabei wird geprüft, ob sich eine vorher bestehende **schmerzhafte Bewegungseinschränkung in aufrechter Haltung (Belastung) verbessert**.

Die Traktion erleichtert durch Druckentlastung die Beweglichkeit in den Segmenten = Bewegungen sind dann wieder schmerzfrei möglich.

24 Weiterführende Literatur

Bischoff, H.P.: Chirodiagnostische und Chirotherapeutische Technik, Ein kurzgefaßtes Lehrbuch. 2. Aufl. Perimed, Balingen 1994

Brokmeier, A.: Manuelle Therapie. 2. Aufl. Enke, Stuttgart 1996

Dvořák, J., Dvořák, V.: Manuelle Medizin: Diagnostik. 5. Aufl. Thieme, Stuttgart 1996

Eder, M., Tilscher, H.: Chirotherapie, Vom Befund zur Behandlung. 3. Aufl. Hippokrates, Stuttgart 1995

Evjenth, O., Hamberg, J.: Muskeldehnung, Warum und Wie. Teil I: Die Extremitäten, Teil II: Die Wirbelsäule. Remed, Zug 1981

Frisch, H.: Programmierte Untersuchung des Bewegungsapparates. 6. Auflage. Springer, Heidelberg 1995

Frisch, H.: Programmierte Therapie am Bewegungsapparat. Springer, Heidelberg 1995

Gustavsen, R., Streeck, R.: Trainingstherapie im Rahmen der Manuellen Medizin. Prophylaxe und Rehabilitation. 3. Aufl. Thieme, Stuttgart 1997

Janda, V.: Manuelle Muskelfunktionsdiagnostik. 3. Aufl. Ullstein-Mosby Berlin 1994

Kapandji, J.A.: Funktionelle Anatomie. Band I–II, Enke, Stuttgart

Lewit, K.: Manuelle Medizin. 6. Aufl. Barth, Heidelberg-Leipzig 1992

Mink, A.J.F., ter Veer, H.J., Vorselaars, J.A.C.Th.: Manuelle Therapie der Extremitäten. Jungjohann Verlag, Neckarsulm 1996

Neumann, H.-D.: Manuelle Medizin. Eine Einführung. 4. Aufl. Springer, Heidelberg 1995

Sachse, J., Schild-Rudloff, K.: Manuelle Untersuchung und Mobilisationsbehandlung der Extremitätengelenke. 5. Aufl. Ullstein-Mosby, Berlin 1991

Sachse, J., Schild-Rudloff, K.: Manuelle Untersuchung und Mobilisationsbehandlung der Wirbelsäule, 2. Aufl. Ullstein-Mosby, Berlin 1992

Schneider, W., Dvorak, J., Tritscher, T.: Manuelle Medizin: Therapie. 3. Aufl. Thieme, Stuttgart 1996

Wolff, H.-D.: Neurophysiologische Aspekte des Bewegungssystems. 3. Aufl. Springer, Heidelberg 1996

25 Adressen der Weiterbildungsseminare

**Deutsche Gesellschaft für manuelle Medizin
Ärzteseminar Berlin** (AMM) e.V.

Ausbildungsleitung
MR Dr. med. *Jochen Sachse*
Markgrafenstraße 14, 12623 Berlin
Sekretariat: Markgrafenstraße 14, 12623 Berlin
Telefon: 030/5 13 16 86 (8.00–10.00 Uhr werktags)
Fax: 030/5 13 16 87

Ärzteseminar Hamm-Boppard (FAC) e.V.

Leitung Dr. med. *M. Pscolla*
Krankenhaus St. Goar, Grundelbach 38
Sekretariat: Heerstraße 162, 56154 Boppard
Telefon: 06742/8001-0
Fax: 06742/8 20 17
Geschäftsleitung: Prof. Dr. med. *T. Graf-Baumann*
Schillerstraße 14, 79331 Teningen
Telefon: 07641/9224-0
Fax: 07641/9224-10

Dr. Karl-Sell-Ärzteseminar Neutrauchburg (MWE) e.V.

Ausbildungsleitung: Dr. *H.P. Bischoff*, Argental-Klinik, Isny-Neutrauchburg
Zentralsekretariat Isny-Neutrauchburg, Riedstraße 5
Telefon: 07562/9718-0

Österreichische Ärztegesellschaft für Manuelle Medizin

Leitung Prim. Univ. Prof. Dr. *Hans Tilscher*
Sekretariat: A 1134 Wien, Speisingerstr. 109
Telefon: 0043/01/80182-533
Fax: 0043/01/80182-538

**Arbeitsgemeinschaft Manuelle Therapie im
Deutscher Verband für Physiotherapie**

Zentralverband der Physiotherapeuten/Krankengymnasten ZVK e.V.
Leitung *Heiko Dahl*
Wurster Landstraße 156
D-27638 Wremen
Telefon: 04705/950050
Fax: 04705/950051

Bundesverband selbständiger PhysiotherapeutInnen – IFK e.V.

Ausbildungsleitung *A.A. Brokmeier*
Königsallee 178a
44799 Bochum
Telefon: (0234) 7 20 26
Fax: (0234) 7 26 39

Das Fortbildungszentrum Mainz

Weberstraße 8, D-55130 Mainz
Fax: 06131/9 82 82-28